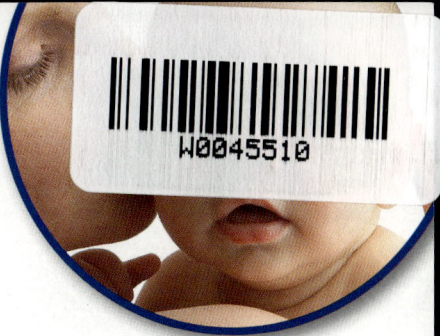

Inhalt

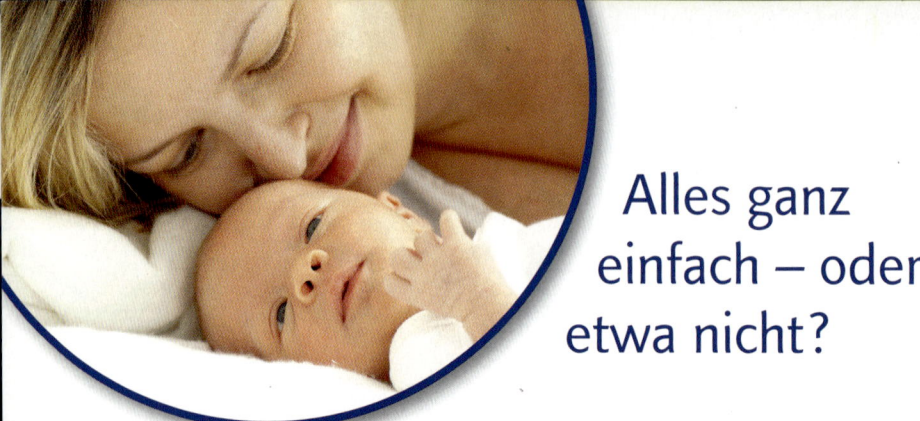

Alles ganz einfach – oder etwa nicht?

Wie viel Milch braucht mein Baby? Was bedeutet das Schreien, hat mein Kind Hunger oder nicht? Ist Stillen wirklich besser als Flaschennahrung? Wann soll ich den ersten Brei füttern? Was wird empfohlen: Fertigbrei oder selbst gekochter Brei?

Frisch gebackene Eltern haben viele Fragen und müssen sich gleichzeitig durch einen Dschungel an unterschiedlichen Informationen und Ratschlägen kämpfen. Dabei ist die Ernährung von Säuglingen einfacher als viele denken. Wenn Sie einige Fakten beachten, auf die Bedürfnisse Ihres Kindes eingehen und dabei auch gut für sich selbst sorgen, dann wird das Stillen oder Füttern bestimmt gelingen. In diesem Heft finden Sie wissenschaftlich abgesicherte Fakten und viele Tipps, die Ihnen weiterhelfen und Mut machen sollen, falls mal etwas nicht auf Anhieb klappt.

Säuglingsernährung ist wichtig für das ganze Leben

Von Anfang an hat die Ernährung einen großen Einfluss auf Wachstum, Entwicklung und Wohlbefinden Ihres Babys. Wussten Sie, dass die Art der Ernährung sogar mit darüber entscheidet, wie gesund es später als älteres Kind, Jugendlicher und Erwachsener sein wird? Darüber hinaus werden schon im Säuglingsalter Gewohnheiten, Gefühle und Einstellungen zum Essen geprägt.

Ihr Baby benötigt eine ganz spezielle Ernährung, denn seine Verdauungsfunktionen und das Immunsystem sind im ersten Lebensjahr noch nicht ausgereift. Im Verhältnis zu seinem Körpergewicht braucht es besonders viel Energie und Nährstoffe, gleichzeitig verträgt es in den ersten Monaten nur Muttermilch oder industriell hergestellte Säuglingsmilch.

Viele Produkte und noch mehr Ratschläge

Ob Sie Ihr Kind stillen oder mit der Flasche ernähren: Es lohnt sich immer, gut informiert zu sein. Als stillende Mutter sollten Sie zum Beispiel besonders gut für sich selbst sorgen, ausgewogen essen, reichlich trinken und sich Pausen gönnen. Auch ist es nicht egal, wie häufig und an welcher Brust Sie ihr Kind anlegen, damit es ausreichend Flüssigkeit, Energie und Nährstoffe erhält (siehe S. 14 f.).

Wenn Sie Ihr Kind mit der Flasche füttern, fragen Sie sich vielleicht, welche Säuglingsnahrung für Ihr Kind am besten geeignet ist. Schließlich soll es gut wachsen und sich gut entwickeln.

Wenn Sie als Mutter oder Vater fertige Säuglingsmilchnahrung oder Babybrei einkaufen, werden Sie mit einem riesigen Warenangebot und mit zahlreichen Produktbeschreibungen und Werbebotschaften konfrontiert. Kann man die alle für bare Münze nehmen?

Zum Glück lässt sich das Know-how über eine gesunde Ernährung von Säuglingen rasch aneignen. Das Forschungsinstitut für Kinderernährung Dortmund (FKE) hat einen einfachen Ernährungsplan für das erste Lebensjahr entwickelt. Dieser Plan hat sich schon seit vielen Jahren bei der Ernährung von Säuglingen bewährt und wird auch von der Ernährungskommission der Deutschen Gesellschaft für Kinder- und Jugendmedizin empfohlen. Die Empfehlungen in diesem Heft basieren auf dem Ernährungsplan des FKE und den Empfehlungen des Netzwerks „Gesund ins Leben – Netzwerk Junge Familie", die vom Berufsverband der Frauenärzte (BVF), dem Berufsverband der Kinder- und Jugendärzte (BVKJ), der Deutschen Gesellschaft für Kinder- und Jugendmedizin (DGKJ) und dem Deutschen Hebammenverband (DHV) unterstützt werden.

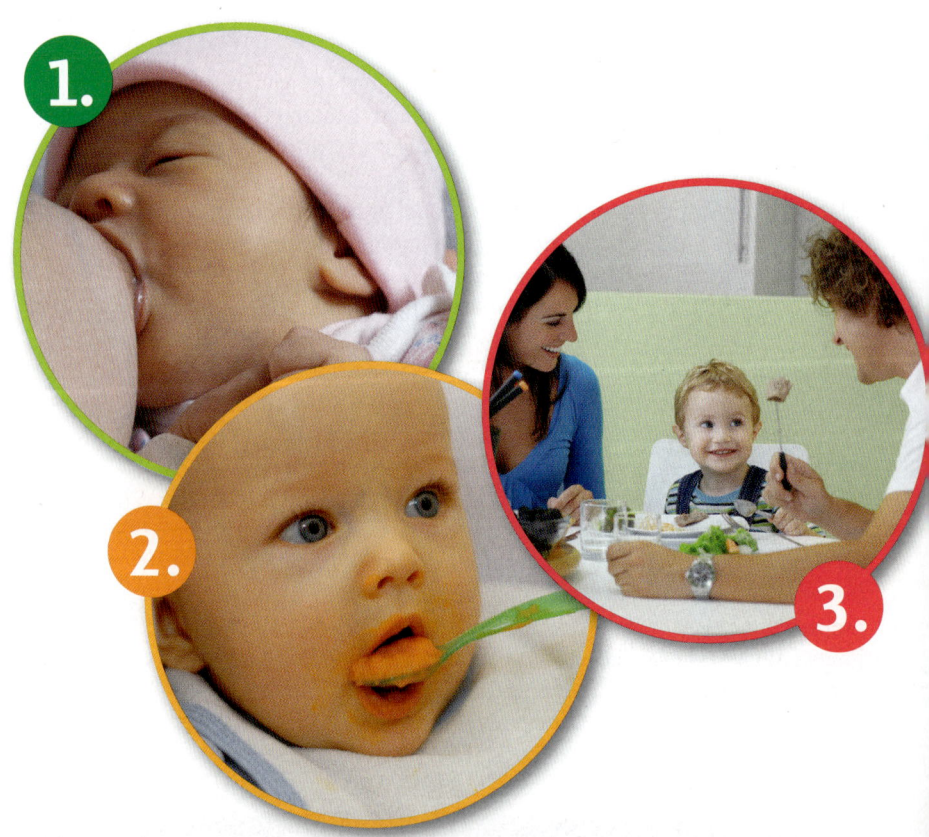

Im Überblick:
Ernährung des Babys

Der Ernährungsplan für das erste Lebensjahr zeigt Ihnen genau, wie Sie vorgehen müssen bei der Ernährung Ihres Babys. Das Prinzip ist einfach: Am Anfang nur Muttermilch oder industriell hergestellte Säuglingsmilchnahrung, später kommt in kleinen Schritten Brei hinzu. Diesen können Sie selbst zusammenstellen, müssen dann aber darauf achten, geeignete Zutaten auszuwählen.

1. Schritt: Nur Milch – am besten Muttermilch

Die meisten Babys brauchen im ersten halben Jahr außer Muttermilch oder ersatzweise einer industriell hergestellten (evtl. allergenarmen) Säuglingsmilch keine andere Nahrung. Die Milch liefert genug Energie und Nährstoffe und schont den noch unreifen Stoffwechsel.

2. Schritt: Milch + schrittweise Einführung der B(r)eikost

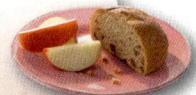

Frühestens ab Beginn des 5. Monats, spätestens zu Beginn des 7. Monats ist es Zeit für den ersten Brei. Zunächst wird eine Milchmahlzeit schrittweise durch einen Brei ersetzt. Dabei sollte auch mit der Einführung der Breie weiter gestillt werden.

3. Schritt: Milch und schrittweise Einführung der Kleinkindkost

Gegen Ende des ersten Lebensjahres geht der Brei langsam in Familienessen über. Jetzt nimmt Ihr Baby an den Mahlzeiten der Familie teil – vorausgesetzt, die Zutaten sind gut verträglich und kindgerecht zubereitet. Auch wenn erst wenige Zähne da sind, müssen Sie das Essen nicht mehr fein pürieren, denn Babys können zum Ende des ersten Jahres feste Lebensmittel mit dem Kiefer zerdrücken.

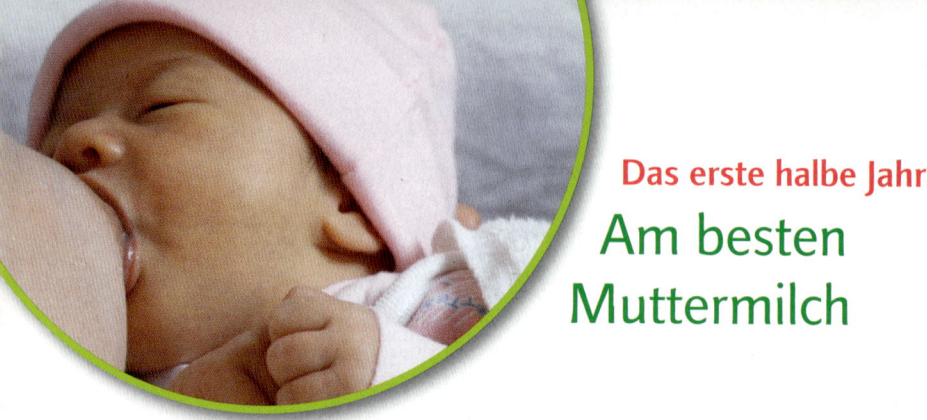

Am besten Muttermilch

Wenn Sie in den ersten Monaten voll stillen bzw. Ihre Partnerin voll stillt, geben Sie Ihrem Baby die denkbar beste Grundlage für seine Ernährung. Mutter und Kind profitieren aber auch von einer kürzeren Stillzeit oder von einem teilweisen Stillen (nur einige Mahlzeiten pro Tag). Deshalb lohnt es sich auf jeden Fall, mit dem Stillen zu beginnen.

Muttermilch – von Natur aus ideal

Das Baby sollte möglichst rasch Hautkontakt mit der Mutter bekommen und wenn möglich innerhalb der ersten 2 Stunden nach der Geburt das erste Mal angelegt werden. So kommt die Milchbildung am besten in Gang.

Muttermilch liefert alles, was Ihr Baby braucht, in der richtigen Zusammensetzung. In der Regel dauert es ein bis fünf Tage, bis die Milchproduktion nach der Geburt in Gang kommt. Zunächst werden nur geringe Mengen gebildet, die aber für den Säugling ausreichen. Dem Baby schadet es nicht, wenn es in den ersten Tagen nur wenig Muttermilch bekommt. Füttern Sie also bitte keine andere Milch zu, sondern legen Sie Ihr Baby immer wieder an. Die Milchbildung kommt dadurch von Tag zu Tag besser in Gang, und schließlich pendelt sich eine durchschnittliche Milchmenge von etwa 800 ml pro Tag ein.

Muttermilch stillt Hunger und löscht Durst

Wussten Sie, dass sich die Zusammensetzung der Muttermilch im Laufe der Zeit ändert und so immer an die aktuellen Bedürfnisse Ihres Babys angepasst ist? Das ist von der Natur perfekt eingerichtet und kann von industriell hergestellter Säuglingsmilchnahrung bestenfalls nachgeahmt werden.

Sogar während einer Stillmahlzeit ändert sich die Zusammensetzung: Zu Beginn enthält die Milch nur wenig Fett und damit
weniger Energie. Die Milch löscht hauptsächlich den Durst.
Gegen Ende der Mahlzeit ist die Milch dagegen fett- und ener-
giereich und sättigt Ihr Kind. Es sollte deshalb genug Zeit haben,
zunächst an einer Seite zu trinken, bevor zur anderen Brust
gewechselt wird.

Säuglingsmilchnahrung ist der beste Ersatz für Muttermilch

Wenn die Mutter nicht oder nur teilweise stillt, gibt es nur eine
Alternative: industriell hergestellte Säuglingsnahrung. Ihre Zusammensetzung ist heutzutage der Muttermilch so weit angepasst,
dass sie in den ersten 4 bis 6 Monaten ohne Beikost gegeben
werden kann. Außerdem wird sie nach strengen Kriterien hergestellt und kontrolliert. Selbst hergestellte Säuglingsmilch ist nicht
geeignet (siehe S. 23)!

Am Anfang nur Milch!

Viele Eltern von heute wurden als Säuglinge bereits in den
ersten Monaten mit Milchnahrung gefüttert, die mit
Haferflocken oder Stärke angereichert war. „Milch
allein reicht nicht!", so die damalige Meinung, die
auch heute noch in manchen Köpfen verankert ist.

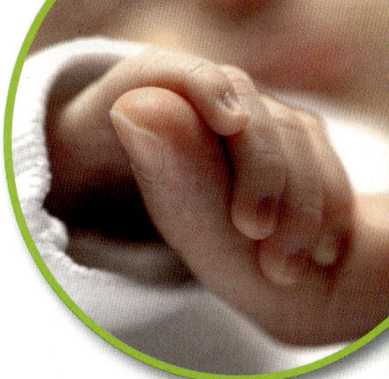

Heute wissen wir, dass Muttermilch bzw. Säuglingsmilchnahrung nicht nur „reicht", sondern dass
es für das Verdauungssystem und die Entwicklung
des Babys ideal ist, wenn es in den ersten Lebensmonaten nur Muttermilch oder Säuglingsmilchnahrung bekommt.

Stillen ist optimal für Mutter und Kind

Stillen ist wieder „in"! Seit einigen Jahren stillen Mütter selbstverständlicher als in den Jahren und Jahrzehnten davor. Sie werden heute besser in ihren Geburtskliniken, von Frauenärzten und Hebammen unterstützt. Heute ist es wieder „normaler" geworden, in der Öffentlichkeit zu stillen. Die meisten Mütter beginnen mit dem Stillen, allerdings stillt nur ein Teil von ihnen die empfohlenen 4 bis 6 Monate voll.

Die Vorteile des Stillens für Mutter und Kind

• Stillen schützt die Gesundheit von Mutter und Kind

Frühes Anlegen gleich nach der Geburt und volles Stillen begünstigen eine schnelle Erholung der Mutter: Die Nachgeburt löst sich besser, Nachblutungen lassen schneller nach, Wochenflussstau, Infektion und Entzündung der Gebärmutterschleimhaut werden verhindert und die Gebärmutter bildet sich schneller zurück.

Schon seit Längerem ist bekannt, dass sich die Geburt eines oder mehrerer Kinder günstig auf das Brustkrebsrisiko auswirken kann. Gestillte Kinder erkranken seltener an Durchfall oder Mittelohrentzündungen. Denn Muttermilch enthält Abwehrstoffe, die nachweislich vor Krankheiten und Allergien schützen können. Muttermilch hemmt das Wachstum krankheitserregender Bakterien im Darm des Babys. Die Reifung des Darms und des Immunsystems werden gefördert.

Auch der plötzliche Kindstod, Übergewicht, Diabetes und andere Erkrankungen kommen nach Muttermilchernährung seltener vor.

• Stillen fördert die Entwicklung des Babys

Das Baby nimmt mit der Muttermilch bestimmte langkettige, mehrfach ungesättigte Fettsäuren auf, die seine Sehfähigkeit und geistige Entwicklung positiv beeinflussen. So tragen diese Fettsäuren zum Wachstum und zur Reifung des Nervensystems und der Hirnfunktion und zur Entwicklung der Sehfunktion bei.

• Stillen ist praktisch, bequem und kostenlos

In der richtigen Menge und Zusammensetzung, hygienisch einwandfrei und wohltemperiert ist Muttermilch jederzeit und überall verfügbar. Kein Einkaufen von Milchpulver, keine Zubereitung von Milchnahrung und kein Spülen von Flaschen und Saugern – das spart Geld und Zeit! Zudem lässt sich Muttermilch auch abpumpen und durch den Vater, Großeltern oder Babysitter mit der Flasche füttern, zum Beispiel wenn die Mutter außer Haus ist.

Stillen ist die einfachste, praktischste und beste Art der Säuglingsernährung.

Stillen trotz Krankheit?

Es gibt nur wenige medizinische Gründe dafür, nicht zu stillen oder vorzeitig abzustillen. Selbst Erkrankungen von Mutter und Kind oder die Einnahme von Medikamenten zwingen nicht automatisch zum Abstillen. Sprechen Sie mit Ihrer Kinderärztin oder Ihrem Kinderarzt darüber.

Wer hilft bei Stillproblemen?

Wenn Sie Schwierigkeiten beim Stillen haben, wenden Sie sich am besten an eine Hebamme, Stillberaterin oder Säuglingsschwester, um Rat und Hilfe zu bekommen. Sie können sich in den ersten 8 Wochen auf Kosten der Krankenkasse zu Hause von einer Hebamme (www.hebammensuche.de) betreuen lassen. Weitere Hilfe und Unterstützung beim Stillen erhalten Sie beim Berufsverband Deutscher Laktationsberaterinnen IBCLC e.V. (www.bdl-stillen.de), der LaLecheLiga Deutschland (www.lalecheliga.de), der Arbeitsgemeinschaft Freier Stillgruppen (www.afs-stillen.de) sowie bei örtlichen Stillgruppen (Adressen siehe S. 60). Nutzen Sie auch die Vorsorgeuntersuchungen bei Ihrer Kinderärztin oder Ihrem Kinderarzt, um Ihre Fragen zu stellen.

Auch wertvoll: teilweises Stillen

Wenn Sie Ihr Kind trotz Unterstützung aus der Familie, durch eine Hebamme oder Stillberaterin nicht voll stillen können oder es nicht möchten, dann ist die so genannte Zwiemilchernährung mit Muttermilch und einer Säuglingsanfangsnahrung eine gute Möglichkeit, Ihr Kind weiterhin von der Muttermilch profitieren zu lassen. Lassen Sie sich auch hierbei von einer Hebamme oder Stillberaterin unterstützen.

TIPP

Sie möchten als stillende Mutter mal wieder in Ruhe bummeln, ins Kino oder Theater gehen? Dann tun Sie es!
Sie können die Muttermilch ausstreichen oder abpumpen, in einem verschlossenen Fläschchen in den Kühlschrank stellen und vom Babysitter vor dem Füttern in einem Wasserbad auf Trinktemperatur erwärmen lassen. Nicht warmhalten und nicht ein zweites Mal erwärmen!

Stillen bedeutet für die Mutter nicht, ständig bei Ihrem Kind sein zu müssen. Abgepumpte Muttermilch kann auch jemand anders füttern.

Was Mütter in der Stillzeit brauchen

Stillende Mütter brauchen mehr Energie als in der Schwangerschaft und reichlich Nährstoffe – für sich selbst und für ihr Baby.

Was die Mutter isst und trinkt, beeinflusst die Zusammensetzung der Muttermilch

Fehlen Nährstoffe in der Nahrung, dann baut der Körper der Mutter eigene Reserven ab. „Das Kind nimmt sich, was es braucht!". Deshalb darf und muss die stillende Mutter abwechslungsreich und regelmäßig essen, um einen kontinuierlichen Nachschub an Energie und Nährstoffen zu bekommen. Eine Diät wäre jetzt völlig fehl am Platz!

Stillende müssen regelmäßig und ausgewogen essen.

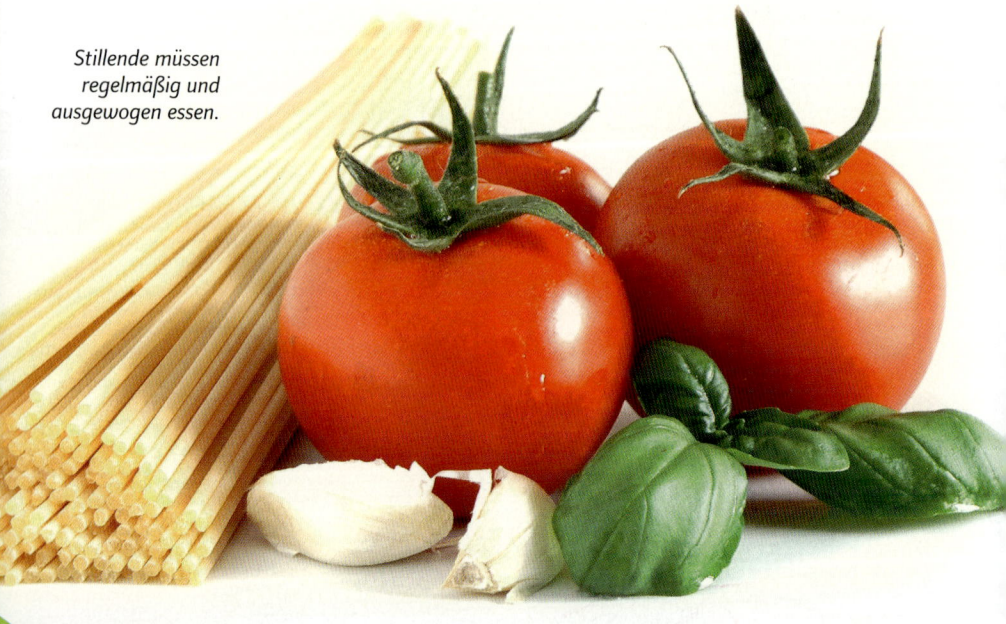

Ausgewogen essen und trinken

Für stillende Mütter gelten die gleichen Empfehlungen wie für alle:

- Reichlich Flüssigkeit und pflanzliche Lebensmittel (Gemüse, Obst, Getreideprodukte),
- mäßig tierische Produkte (Milch und Milchprodukte, Fleisch, Fisch und Ei) und
- sparsam mit Fett, Süßigkeiten und Snacks.

Stillende sollten entgegen landläufiger Meinung nicht bestimmte Gemüse- und Obstarten oder andere Lebensmittel vorsorglich vom Speisezettel streichen. Weder zur Allergievorbeugung noch zur Vermeidung von Blähungen ist es sinnvoll, einseitig zu essen. Die meisten Mütter können alles essen, was sie möchten, ohne dass ihr Baby empfindlich reagiert. Nur in wenigen Fällen gibt es einen eindeutigen Zusammenhang, zum Beispiel zwischen Zitrusfrüchten und dem wunden Po.

Eine abwechslungsreiche Kost ist übrigens auch ein gutes Geschmackstraining für das Baby! Denn das was die Mutter isst verändert auch den Geschmack der Muttermilch.

Damit das Trinken nicht zu kurz kommt, zu jeder Stillmahlzeit ein Glas Wasser oder Tee trinken.

Stillende Mütter brauchen reichlich Flüssigkeit, mindestens ein Glas Wasser zu jeder Stillmahlzeit.

Dennoch gibt es Lebensmittel, die stillende Mütter am besten meiden bzw. sparsam verwenden sollten:

- Innereien und Wild vor allem von älteren Tieren,
- langlebige Raubfische wie Thunfisch und Hai,
- übermäßig geräucherte und gegrillte Produkte,
- alkoholische Getränke (am besten meiden),
- Kaffee, schwarzer und grüner Tee, Cola- und koffeinhaltige Energiedrinks nur in kleinen Mengen.

Entlastung für die stillende Mutter

Stillende Mütter sollten im Familienalltag möglichst viel Unterstützung bekommen. Setzen Sie sich als Mutter nicht zu sehr unter Druck. Denken Sie auch an sich und tun sich selbst etwas Gutes!

Sorgen Sie als Partner dafür, dass Ihre stillende Partnerin möglichst viel Entlastung bekommt. Das bedeutet nicht, dass Sie nun neben Ihrem Arbeitsalltag alles alleine bewältigen sollen. Aber vielleicht können Sie – gemeinsam mit Eltern, Schwiegereltern und Bekannten – ein „Helfernetzwerk" aufbauen? Über jede gekochte Mahlzeit, einen Wocheneinkauf oder Hausputz wird sich Ihre Partnerin sicher freuen.

Damit die Milch gut fließt

Normalerweise bekommt jedes voll gestillte Baby ausreichend Milch, wenn die Mutter es nach Bedarf anlegt, denn „die Nachfrage regelt die Produktion". Wenn das Baby vermehrt unruhig ist, schreit oder nach der Brust sucht, kann ein Wachstumsschub die Ursache sein. Natürlich bedeutet nicht jeder Schrei: „Ich habe Hunger". Das Baby meldet sich auch, wenn ihm eine volle Windel, Bauchweh, Frieren, Schwitzen oder Langeweile Unbehagen bereitet. Es braucht Zeit und Erfahrung, um den typischen Hungerschrei des Kindes zu erkennen.

So gelingt das Stillen am besten:

Stress vermeiden, Alltag entlasten

Stress führt durch verschiedene Reaktionen im Körper dazu, dass die Milchbildung nachlässt. Ruhe, Entspannung, ausreichender Schlaf (zum Beispiel wenn das Baby schläft), Stressabbau und Selbstvertrauen in die Stillfähigkeit fördern dagegen die Milchbildung.

Falls Sie dazu neigen, immer alles perfekt machen zu wollen: Schrauben Sie Ihre Ansprüche an eine ordentliche und reinliche Wohnung etwas herunter. Dass Ihr Kind in Ruhe Muttermilch trinken kann, ist wichtiger als ein aufgeräumtes Wohnzimmer oder eine blitzblanke Küche. Versuchen Sie also, auch einmal fünf gerade sein zu lassen, und vereinfachen Sie sich die Hausarbeit so gut es geht. Wocheneinkäufe durch Ihren Partner, von einem Gericht die doppelte Menge kochen und eine Hälfte einfrieren, Fertiggerichte mit frischen Zutaten aufpeppen, Tiefkühlgemüse verwenden, Hemden zum Bügelservice bringen – sicher fällt Ihnen noch mehr ein. Erstellen Sie mit Ihrem Partner einen Plan, was wann zu tun ist, und wer was macht.

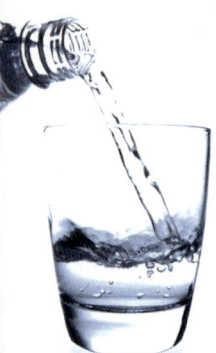

Täglich reichlich und regelmäßig Wasser trinken

Für eine ausreichende Milchbildung brauchen Sie genügend Flüssigkeit – etwa 2 Liter – am Tag. Trinken Sie zum Beispiel zu jeder Stillmahlzeit ein Glas Wasser. Zu viel trinken sollten Sie nicht, denn bei zu hoher Flüssigkeitsaufnahme geht die Milchbildung zurück.

Regelmäßig essen

Ideale Durstlöscher sind Leitungs- oder Mineralwasser, ebenso ungesüßte Früchte-, Kräuter- oder Rooibostees.

Im Trubel mit dem Baby geht leicht etwas unter – das Essen sollten Sie aber nicht vergessen! Vor allem das Mittagessen ist wichtig. Essen Sie möglichst eine warme, vollständige Mahlzeit, damit Sie abends noch genügend Kraft haben und ausreichend nährstoffreiche Milch für Ihr Kind bilden können.
Vielleicht können Sie Ihr Mittagessen am Vormittag, wenn das Baby schläft, vorbereiten und am Mittag aufwärmen? Noch besser: Lassen Sie Ihren Partner oder eine andere Person für sich kochen.

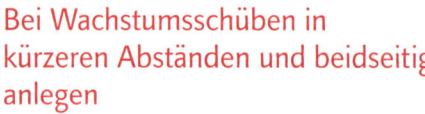

Bei Wachstumsschüben in kürzeren Abständen und beidseitig anlegen

Der erste Wachstumsschub macht sich etwa um den 10. Lebenstag bemerkbar. Die nächsten Schübe kommen in der 6. Woche und im 3. oder 4. Monat. Jetzt braucht das Baby mehr Energie. Durch häufigeres, beidseitiges Anlegen (etwa alle zwei Stunden) – auch nachts – können Sie die Milchbildung steigern.

Nicht zufüttern

Wird das Baby nicht oft genug angelegt, geht die Milchbildung zurück. Sobald Sie zufüttern, kann also die Milchmenge abnehmen. Das ist in der Regel der erste Schritt zum Abstillen. Wenn Sie unsicher sind, ob Sie zufüttern sollen, fragen Sie Ihre Kinderärztin oder den Kinderarzt, eine Hebamme oder Stillberaterin!

Wenn nicht gestillt wird

Wenn Sie nicht stillen bzw. Ihre Partnerin nicht stillt, ist eine indust-
riell hergestellte Säuglingsnahrung (Fertigmilch) die Alternative.
Sie entspricht dem Energie- und Nährstoffbedarf des jungen Babys.
Es gibt Säuglingsanfangsnahrung und Folgenahrung (siehe unten).

Welche Säuglingsnahrung soll ich kaufen?

Wenn Sie das erste Mal im Drogerie- oder Supermarkt vor der
Säuglingsnahrung stehen, erscheint Ihnen das Angebot vielleicht
zunächst verwirrend. „Säuglingsanfangsnahrung" oder „Folgenahrung" ist ein wichtiges Auswahlkriterium. Beide Gruppen gibt es
jeweils auch als „HA-Nahrungen".
Das Kürzel HA bedeutet hypo- (weniger) allergene Nahrungen für
allergiegefährdete Säuglinge. Die Bezeichnungen der einzelnen
Säuglingsnahrungen sind in der Europäischen Union gesetzlich
geregelt.

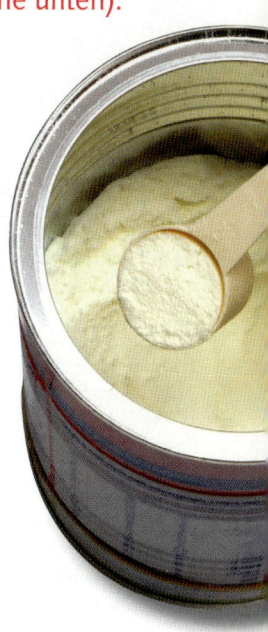

Von Anfang an: nur Säuglingsanfangs-
nahrungen „Pre" oder „1"

Säuglingsanfangsnahrungen sind in ihrer Zusammensetzung der
Muttermilch weitgehend angepasst. Sie eignen sich für die Ernährung während des gesamten ersten Lebensjahres, vom Tag der
Geburt bis zum Ende des sechsten Monats als alleinige Nahrung
und danach zusätzlich zur Beikost bis zum Ende des ersten Jahres.

> Die Anfangsnahrungen „Pre" und „1" können Sie bis zum
> Ende des ersten Jahres füttern. Folgenahrungen brauchen
> Sie nicht zu verwenden.

Anfangsnahrungen können Sie wie Muttermilch nach Bedarf füttern, das heißt so oft und so lange das Baby Hunger hat.

Nach ihrem Kohlenhydratanteil werden sie in Deutschland in „Pre"- und „1er"-Nahrungen unterteilt.

Pre-Nahrung ist in ihrer Nährstoffzusammensetzung der Muttermilch am ähnlichsten und enthält als Kohlenhydrat nur Milchzucker (Laktose). „1er"-Nahrungen enthalten zusätzlich Stärke und eventuell auch noch andere Kohlenhydrate, die die Milch süßen.

Bereiten Sie die Säuglingsanfangsnahrung genau nach Herstellerangabe zu. Dicken Sie sie nicht zusätzlich mit Getreideinstantflocken oder Stärke an („damit das Baby schneller satt wird" oder „nachts länger schläft"). Verstopfung, Überfütterung und Unverträglichkeiten können sonst die Folgen sein.

Überflüssig: Folgenahrung „2" und „3"

Für das zweite Lebenshalbjahr sind weitere Milchvariationen – die Folgenahrungen – im Handel erhältlich: Sie sollten frühestens mit Beginn der Beikost gefüttert werden. Gebraucht werden sie nicht. Das Baby ist auch mit Anfangsnahrung zu der Beikost im zweiten Lebenshalbjahr gut versorgt. Durch mehr Stärke, mehr Süße und manchmal auch Geschmackszusätze in der Folgemilch kann später die Umstellung auf normale Kuhmilch erschwert sein. Ein Wechsel zur Folgemilch 3 kommt zudem zu einem Zeitpunkt infrage, an dem auf Kuhmilch umgestellt wird und ist deshalb nicht sinnvoll.

HA-Nahrung bei Allergierisiko

Die Bezeichnung HA bedeutet **h**ypo**a**llergen, das heißt weniger allergieauslösend. Die Säuglingsmilch wird auf der Basis von teilweise aufgespaltenem Eiweiß hergestellt. Diese Milch ist bis zur Einführung der Beikost empfehlenswert für Babys, deren Eltern oder Geschwister eine Allergie haben oder hatten, und die nicht gestillt werden. Fragen Sie Ihre Kinderärztin oder Ihren Kinderarzt, wenn Sie nicht sicher sind, ob Ihr Kind HA-Milch benötigt.

Pre- und Probiotika in Säuglingsnahrungen

Einige Säuglingsnahrungen enthalten heute wie die Muttermilch so genannte LCP-Fettsäuren (die Abkürzung LCP steht für langkettige, mehrfach ungesättigte Fettsäuren). Auch Probiotika und Prebiotika werden häufig zugesetzt. Sie sollen helfen, eine gesunde Darmflora aufzubauen und für eine geregelte Verdauung und gute Abwehrkräfte sorgen. Diskutiert wird, ob sie Allergien vorbeugen. Weil widersprüchliche Studienergebnisse vorliegen und der mögliche Nutzen bislang nicht eindeutig nachgewiesen ist, gibt es keine offizielle Empfehlung dazu.

Wie viele Flaschen braucht mein Kind?

Lesen Sie die Empfehlungen des Herstellers genau durch, sie sind eine hilfreiche Orientierung. Doch wann, wie oft und wie viel Milch Sie tatsächlich füttern müssen, hängt entscheidend vom Hunger Ihres Babys ab. Trinkt es die Flasche nicht leer, ist es satt. Lehnt es die Flasche ab, hat es noch keinen Hunger. Macht es einen zufriedenen Eindruck und nimmt es zu, bekommt es ausreichend Milch.

> In den ersten Wochen trinkt das Baby häufiger kleine Mengen Milch, auch nachts. Sobald sich sein Rhythmus ändert und es nachts länger schläft, trinkt es weniger oft und dafür mehr pro Mahlzeit.

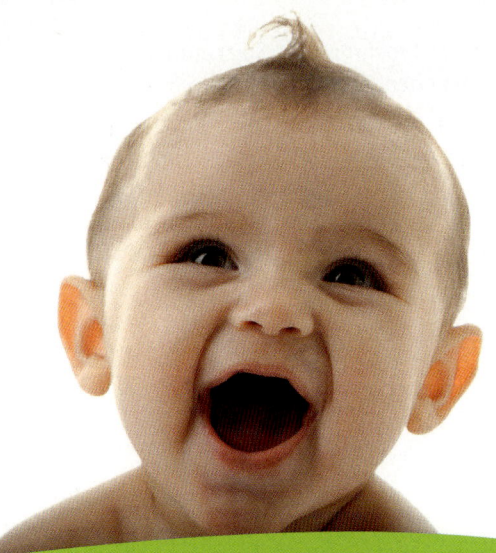

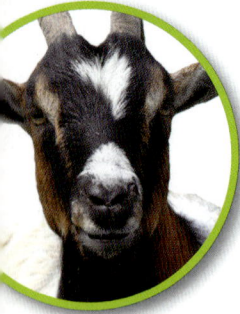

Welche Milchsorten sind nicht geeignet?

In jüngster Zeit wird Säuglingsnahrung auf Ziegenmilchbasis stark umworben. Sie ist jedoch in der Europäischen Union nicht als „Säuglingsanfangsnahrung" oder „Folgenahrung" zugelassen, da sie nicht den gesetzlichen Anforderungen entspricht. Die Ernährungskommission der Deutschen Gesellschaft für Kinderheilkunde rät davon ab, Ziegenmilchnahrungen an Säuglinge zu füttern. Sie sind weder zur Allergieprävention noch bei bereits aufgetretener Kuhmilcheiweißallergie als Alternative geeignet.

Säuglingsanfangs- und Folgenahrungen auf Sojabasis enthalten alle wichtigen Nährstoffe, aber keine Bestandteile von Kuhmilch. Trotzdem sollten Babys Sojanahrungen nur nach Rücksprache mit dem Kinderarzt bekommen, denn:

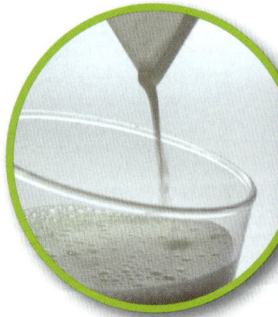

- Sojabohnen enthalten in relativ hohen Konzentrationen Isoflavone. Diese Pflanzeninhaltsstoffe ähneln in ihrer chemischen Struktur dem weiblichen Hormon Östrogen. Es ist noch nicht geklärt, wie sich eine erhöhte Zufuhr an Isoflavonen bei Säuglingen auswirkt.

- Bei einer Ernährung mit Sojanahrung können ebenfalls Allergien auftreten.

Säuglingsnahrungen aus Sojaeiweiß sind kein Ersatz für Säuglingsnahrung auf Kuhmilchbasis. Nicht oder nicht voll gestillte Säuglinge sollten sie nur in begründeten Ausnahmefällen und nach ärztlicher Empfehlung regelmäßig bekommen.
(Stellungnahme des Bundesinstituts für Risikobewertung Nr. 043/2007 vom 21.05.2007)

Spezialnahrung gegen Spucken, Blähungen und Verdauungsstörungen?

Leidet Ihr Baby unter Blähungen, Verstopfung oder Spucken, sollten Sie sich von Ihrer Kinderärztin, Ihrem Kinderarzt oder einer Hebamme beraten lassen. Meist sind die Störungen harmlos, vorübergehend und leicht zu beheben. Eine Spezialnahrung sollten Sie nur nach Rücksprache mit dem Kinder- und Jugendarzt füttern.

Selbst hergestellte Säuglingsmilch ist nicht geeignet!

Bereiten Sie Säuglingsmilch nicht selbst zu. Selbst wenn sie nach speziellen Rezepten hergestellt wird, entspricht sie nicht dem ausgewogenen Nährstoffgehalt einer industriell hergestellten Säuglingsmilch. Das Risiko einer Magen-Darm-Infektion oder einer Fehlernährung ist sehr hoch.

ACHTUNG

Vegetarische „Milchnahrungen", zum Beispiel „Frischkornmilch", „Mandelmilch" oder „Reismilch", führen zu einem ausgeprägten Nährstoffmangel und sind für die Ernährung von Säuglingen **auf keinen Fall geeignet**.
Keine Tiermilch – ganz gleich ob von Kuh, Ziege, Schaf, Pferd … – ist ein empfehlenswerter Ersatz für Muttermilch oder industriell hergestellte Säuglingsmilchnahrung und nicht zur Vorbeugung oder Behandlung einer Allergie geeignet. Im Gegenteil: Sie können sogar Allergien auslösen.

Industriell hergestellte Säuglingsmilch richtig zubereiten

Gehen Sie bitte sehr sorgfältig vor, wenn Sie Ihrem Baby eine Milchflasche zubereiten. Säuglingsnahrung wird zwar unter strengen Bedingungen hergestellt, ist aber nicht steril.
Das Pulver ist ein idealer Nährboden für Bakterien, wenn es nicht sachgerecht gelagert oder hygienisch zubereitet wird.

So geht's richtig:

1. Bereiten Sie die Milch erst kurz vor dem Füttern frisch zu und schütten Sie den nicht getrunkenen Rest weg.

Halten Sie für unterwegs eine Thermoskanne mit heißem Wasser und – getrennt davon – das abgemessene Milchpulver in einer sauberen Babyflasche bereit.

2. Die Milch sollte nicht warm gehalten werden. Wenn Sie das Pulver mit Wasser vermischen und längere Zeit warmhalten, können sich die Bakterien explosionsartig vermehren.

3. Bereiten Sie für nachts oder unterwegs eine Thermoskanne mit abgekochtem Wasser und eine saubere, trockene Flasche mit entsprechender Milchpulvermenge vor.

4. Verschließen Sie angebrochene Milchpackungen immer sorgfältig (am besten mit einem fest schließenden Clip) und bewahren Sie sie trocken auf. In feuchtem Milchpulver vermehren sich die Bakterien.

5. Reinigen Sie Flasche und Sauger nach jeder Mahlzeit gründlich mit einer Flaschenbürste. Gummisauger sollten gelegentlich ausgekocht werden, weil diese auf Dauer porös werden und sich dort Nahrungsreste ablagern. Silikonsauger brauchen nicht ausgekocht zu werden. Nach der Reinigung können Sie Flasche und Sauger unter einem frischen Geschirrtuch trocknen lassen.

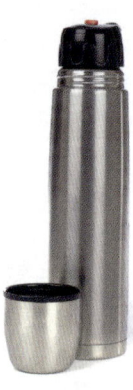

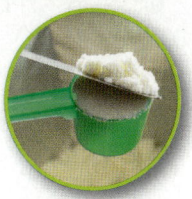

> Babys sind im ersten Lebenshalbjahr besonders anfällig für bakterielle Infektionen. Häufig sind Durchfall und Fieber die Folgen. Im schlimmsten Fall können schwere und sogar lebensbedrohliche Infektionen auftreten, wenn die Flaschennahrung nicht sorgfältig gehandhabt wird.

Achten Sie bei der Dosierung darauf, dass der Messlöffel nur gestrichen (nicht gehäuft) voll ist.

Welches Wasser soll ich nehmen?

Für die Zubereitung von Säuglingsnahrung eignet sich Leitungswasser am besten. Lassen Sie Wasser, das längere Zeit in der Leitung stand, zunächst ablaufen, bis gleichmäßig kaltes Wasser kommt. Das Ablaufwasser können Sie zum Beispiel als Wasch-, Putz- oder Gießwasser nutzen. Erwärmen Sie das Leitungswasser auf 30–40° Celsius und vermischen Sie es anschließend mit dem Milchpulver. In Wasserfiltern können sich Keime vermehren. Das Wasser für die Zubereitung von Säuglingsnahrung sollte daher nicht gefiltert werden.

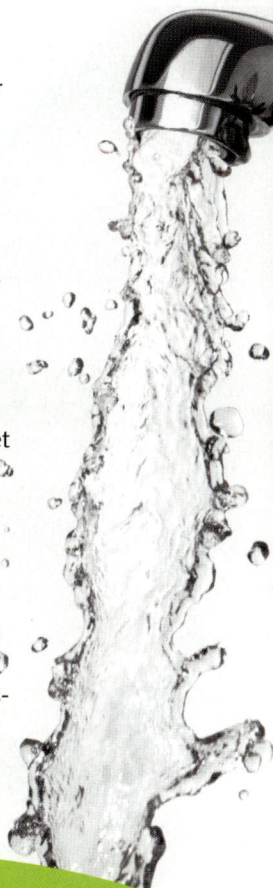

Leitungswasser ist in Deutschland allgemein durch strenge Qualitätskontrollen sehr sauber und für Säuglinge bestens geeignet. In Gebieten mit intensiver Landwirtschaft kann der Nitratgehalt im Einzelfall zu hoch sein, dann darf das Wasser nicht verwendet werden. Wasser aus nicht überwachten Hausbrunnen oder aus bleihaltigen Wasserleitungen (dürfen heute nicht mehr verwendet werden) sollten Sie ebenfalls nicht benutzen. Erkundigen Sie sich beim Hauseigentümer, welche Wasserleitungen im Haus verlegt sind!

Wenn Sie Zweifel an der Wasserqualität haben, können Sie sich bei Ihrem Gesundheitsamt oder Wasserwerk informieren, ob das Leitungswasser bei Ihnen zu Hause für die Zubereitung von Babynahrung geeignet ist. Falls nicht, verwenden Sie Mineralwasser mit der Aufschrift „für die Zubereitung von Säuglingsnahrung geeignet". Dieses darf nur eine geringe Menge an bestimmten Stoffen (zum Beispiel Nitrat, Natrium) enthalten.

Rund ums Trinken

In den ersten 4 bis 6 Monaten nur Milch

Ein gesundes Baby erhält in den ersten 4 bis 6 Lebensmonaten über die Muttermilch oder industriell hergestellte Säuglingsmilch genug Flüssigkeit. Muttermilch ist selbst bei starkem Schwitzen ideal. Wenn die Mutter ihr Baby häufig anlegt, bildet sie dünn-flüssige Milch, die den Durst des Babys gut löscht.

Wenn das Baby krank ist (zum Beispiel bei Fieber, Erbrechen oder Durchfall), braucht es zusätzliche Flüssigkeit. Besprechen Sie mit dem Kinderarzt, ob, wie viel und welche zusätzliche Flüssigkeit Sie Ihrem Kind geben sollen!

Was Ihr Baby ab dem ersten Brei trinken kann

Wenn Ihr Baby Beikost bekommt, kann es zu den Mahlzeiten und zwischendurch Extra-Flüssigkeit trinken. Isst es drei Breie am Tag, braucht es regelmäßig etwa 200 ml Extra-Flüssigkeit am Tag. Leitungs- oder Mineralwasser (ohne Kohlensäure) sind die erste Wahl. Aber auch ungesüßte Kräutertees sind passende Durst-löscher.

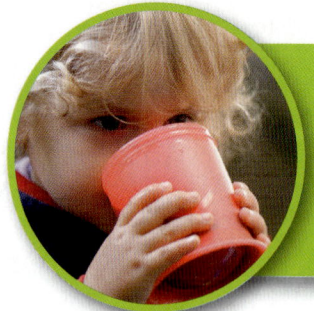

Säuglingsmilch kommt aus der Flasche. Getränke zur Beikost aus Glas, normalem Becher oder einer Tasse, und das von Anfang an. Ihr Baby sollte nicht ständig am Trinkfläschchen nuckeln! Das schadet auf Dauer Kiefer und Zähnen.

Worauf muss ich beim Tee achten?

Gießen Sie den Tee immer mit kochendem Wasser auf und lassen
Sie ihn auf Körpertemperatur abkühlen. Bereiten Sie einen schwa-
chen Tee zu (zum Beispiel einen Beutel auf einem Liter Wasser)
und süßen Sie weder mit Zucker noch mit Honig! Verwenden Sie
keine zuckerhaltigen Kinder-Instanttees.
Weil Tee Rückstände von Pflanzenschutzmitteln enthalten kann,
empfiehlt das Forschungsinstitut für Kinderernährung Dortmund
(FKE) die Verwendung von Teebeuteln speziell für Säuglinge.
Dieser Tee unterliegt den strengen Richtlinien der Diät-Verord-
nung. Das FKE rät außerdem, dem Kind nicht täglich Fencheltee
zu geben, denn er enthält ätherische Öle, für die eine gesund-
heitsschädliche Wirkung nicht ausgeschlossen werden kann.

Früchtetee und verdünnter Fruchtsaft aus dem Glas

Geben Sie Ihrem Baby vor allem kalori-
enfreie Getränke zu trinken. Fruchtsaft-
schorle sollte es nur gelegentlich sein:
dabei ein Teil Saft mit drei Teilen Wasser
mischen. Empfindliche Babys reagieren
auf Fruchtsäuren mit Hautveränderungen
oder Magen-Darm-Störungen. Deshalb
sollte es auch Früchtetee erst im zweiten
Lebenshalbjahr geben.

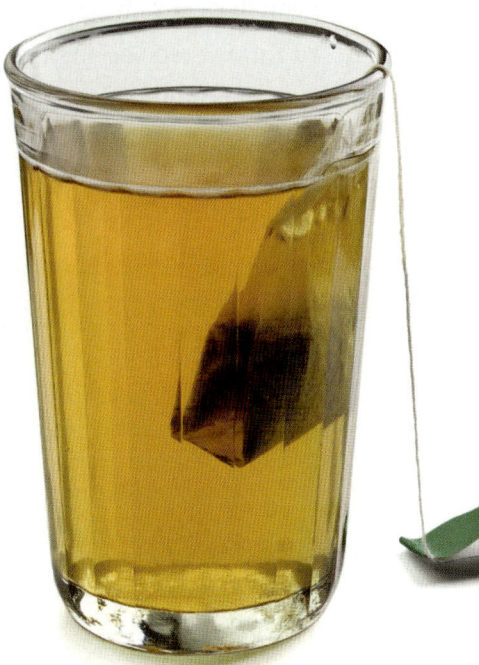

Fruchtsäfte können – wie andere zuckerhal-
tige Getränke auch – Karies begünstigen.
Geben Sie deshalb Ihrem Baby Fruchtsaft-
schorlen nicht aus der Flasche, sondern aus
einem Glas oder Trinkbecher.

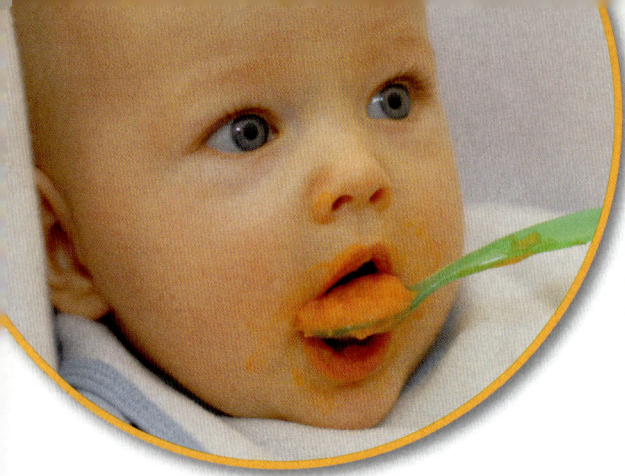

B(r)eikost

Im ersten Lebensjahr entwickelt sich das Baby in rasantem Tempo. Spätestens ab dem 7. Monat reicht Milch allein nicht mehr aus, um seinen steigenden Energie- und Nährstoffbedarf zu decken. Nun ist es Zeit für den ersten Brei!

Wann genau der „richtige" Zeitpunkt gekommen ist, ist aber von Kind zu Kind verschieden: Es hängt von seinem Wachstum, Entwicklungsstand und seiner Bereitschaft, sich von Brust oder Flasche zu trennen, ab.

Daran erkennen Sie, dass Ihr Kind reif für Beikost ist

Ihr Kind …
- interessiert sich stark für andere Nahrung, zum Beispiel die der Eltern,
- kann seinen Kopf aufrecht und stabil halten, wenn es im Sitzen gestützt wird,
- ist bereit, zu kauen,
- kann selbstständig Lebensmittel aufnehmen und in den Mund stecken,
- drückt bei Berührung mit dem Löffel oder dem Brei nicht mehr die Zunge heraus,
- will häufiger gestillt werden, weil es mehr Hunger hat.

Beginnen Sie nicht vor Beginn des 5. Monats mit der Beikost.

Im Überblick: Ein Brei pro Monat

Auch wenn Ihr Kind jetzt mehr Energie und Nährstoffe braucht: Gehen Sie es langsam an! Ersetzen Sie Monat für Monat eine Milchmahlzeit nach der anderen durch einen Brei und stillen Sie zu den restlichen Mahlzeiten, zum Beispiel:

- zuerst: Gemüse-Kartoffel-Fleisch-Brei am Mittag,
- etwa einen Monat später: Milch-Getreide-Brei am Abend,
- etwa einen weiteren Monat später: Getreide-Obst-Brei am Nachmittag.

Morgens	Mittags	Nachmittags	Abends	
Muttermilch	Gemüse-Kartoffel-Fleisch-Brei	Muttermilch	Muttermilch	
Muttermilch	Gemüse-Kartoffel-Fleisch-Brei	Muttermilch	Milch-Getreide-Brei	1 Monat später
Muttermilch	Gemüse-Kartoffel-Fleisch-Brei	Getreide-Obst-Brei	Milch-Getreide-Brei	1 Monat später

Das Schema dient nur der Übersicht, gestillte Babys benötigen meistens mehr als 4 Mahlzeiten pro Tag.

Bauen Sie den ersten Brei Zutat für Zutat auf. Bieten Sie zunächst nur etwas Gemüsepüree an, geben Sie dann Kartoffeln dazu und wenn das gut klappt, die restlichen Zutaten. Ist der erste Brei komplett, können Sie dem Baby alle drei bis vier Tage eine neue Variation (zum Beispiel eine neue Gemüseart) füttern. Wie Sie die Breie einführen und richtig zubereiten bzw. auswählen, erfahren Sie ab Seite 32.

Möhrenbrei ist häufig der erste Brei. Zuerst nimmt das Baby davon nur wenige Löffel.

Der Speiseplan des Babys

Wenn alle Breimahlzeiten eingeführt sind, stehen vier Mahlzeiten auf dem Speiseplan:

- Morgens: Muttermilch (Fertigmilch),
- Mittags: Gemüse-Kartoffel-Fleisch-Brei,
- Nachmittags: Getreide-Obst-Brei,
- Abends: Milch-Getreide-Brei.

Die meisten Kinder kommen mit diesen vier Mahlzeiten aus. Verlangt Ihr Baby nach mehr, füttern Sie ihm nochmal einen Getreide-Obst-Brei als zweite Vormittagsmahlzeit. Bieten Sie Ihrem Kind zwischendurch immer wieder Getränke an (siehe S. 26).

Eine abendliche Milchflasche vor dem Einschlafen ist nicht nötig, denn die Abendmahlzeit enthält bereits Milch. Wenn Sie und Ihr Kind nicht auf das Stillen am Abend verzichten möchten, können Sie anstelle des Milch-Getreide-Breis einen Getreide-Obst-Brei am Abend füttern und anschließend stillen.

Gemüse-Kartoffel-Fleisch-Brei

Getreide-Obst-Brei

Milch-Getreide-Brei

Was tun, wenn das Baby den Brei nicht essen will?

Aller Anfang ist schwer. So auch die Umstellung des Babys vom Saugen an der Brust bzw. Flasche auf das Essen vom Löffel. Schiebt es den Brei mit der Zunge aus dem Mund, tut es dies nicht, weil es den Brei nicht mag. Es muss erst lernen, feste Nahrung mit Lippen und Zunge aufzunehmen und herunterzuschlucken. Quengelt und weint das Baby schon nach wenigen Löffeln und will es nicht mehr sitzen, wird es vermutlich nicht schnell genug satt oder es meldet sich Stuhlgang an.

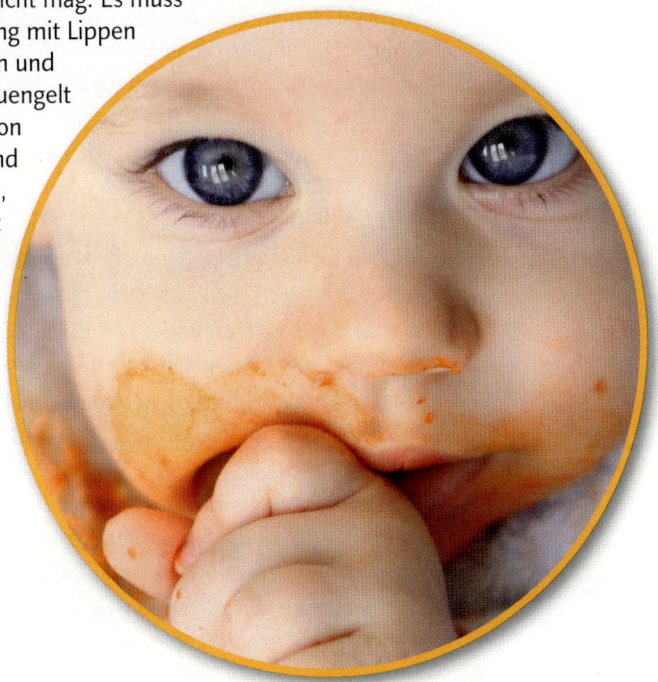

So gelingt das Füttern:

- Füttern Sie das erste Mal, wenn das Baby nicht müde und noch nicht sehr hungrig ist.

- Beginnen Sie mit einer kleinen Menge Gemüsebrei. Die meisten Babys essen anfangs nur wenige Löffel: Bereiten Sie Gemüse-püree zu, nehmen Sie eine kleine Menge ab und stellen Sie den Rest für den nächsten Tag in den Kühlschrank oder frieren Sie ihn ein.

- Geben Sie den ersten Gemüsebrei mit einem sauberen Finger, oder lassen Sie Ihr Baby von der Spitze eines schmalen, abgerundeten Plastiklöffels essen.

- Geben Sie dem Baby genug Zeit, um die neue Mahlzeit aus-giebig mit Lippen, Zunge, Gaumen und Fingern zu erkunden.

- Lassen Sie es während der Löffelmahlzeit am Schnuller oder Daumen saugen: das erleichtert das Abschlucken.

- Lassen Sie Ihr Kind zwischendurch aufstoßen und trinken.

- Bleiben Sie geduldig, auch wenn das Baby anfangs alles wieder ausspuckt oder sich schüttelt. Versuchen Sie an aufeinander folgenden Tagen immer wieder, mit dem Löffel zu füttern oder setzen Sie das Füttern ein paar Tage aus – viel-leicht ist Ihr Baby noch nicht bereit für Breinahrung.

- Um Verschlucken zu vermeiden: Achten Sie darauf, dass das Baby gerade sitzt (nicht in der Autotransportschale füttern).

- Füllen Sie nach der Eingewöhnungsphase den Löffel voll, denn ein gefüllter Mund erleichtert dem Baby das Abschlucken.

- Sobald der Mund geöffnet ist, bieten Sie den nächsten vollen Löffel an.

- Lenken Sie das Baby nicht vom Essen ab

- Füttern Sie, bis das Kind satt ist.

- Kinder lieben Rituale: Füttern Sie immer am selben Platz, mit dem selben Löffel und vom selben Teller.

Wenn Ihr Kind im fünften Lebensmonat noch große Schwierigkeiten hat, den Brei zu essen, dann ist es vielleicht noch zu früh.
Probieren Sie es ein paar Wochen später nochmal. Spätestens
mit Beginn des 7. Monats sollten Sie mit dem Brei starten.
Wenden Sie sich an Ihren Kinderarzt, wenn Sie unsicher sind!

Auch das Trinken aus Glas, Becher oder Tasse will gelernt sein

Ab dem ersten Brei können Sie Ihrem
Baby Getränke anbieten und es kann
das Trinken üben. Ab dem dritten
Brei braucht das Baby etwa 200 ml
pro Tag, zu den Mahlzeiten und
zwischendurch. Sein Getränk (zum
Beispiel Wasser) sollte es gleich aus dem
Becher, Glas oder der Tasse trinken und
nicht aus einer Flasche oder Schnabeltasse
saugen. Natürlich braucht es etwas Geduld und Zeit,
bis das Baby sich umgestellt hat und beim Trinken nichts mehr
aus dem Mund läuft.

TIPP

Füllen Sie das Trinkgefäß anfangs fast bis zum Rand, damit die Oberlippe
des Babys gleich befeuchtet ist und es seinen Mund automatisch mit einer
Reflexbewegung öffnet (Unterkiefer geht nach unten).

Selber kochen oder Gläschen?

Was ist besser: selber kochen oder Fertigbrei? Sicher haben Sie schon manche Diskussion darüber gehört. Manche Eltern sind klare Verfechter der einen oder der anderen Richtung, andere sind noch unentschlossen oder wechseln selbst gekochte mit gekauften Mahlzeiten ab. Hier die wichtigsten Fakten.

Babynahrung selbst zuzubereiten ist auch für ungeübte Köche sehr einfach. Aus Angst, etwas falsch zu machen, braucht man also nicht auf Fertigprodukte zurückzugreifen. Wenn Sie sich für Fertigprodukte entscheiden, geben Sie Ihrem Baby – wenigstens ab und zu – einen selbst gekochten Brei zu essen, das erweitert die Vielfalt und schult den Geschmack.

Solange Sie die hier beschriebenen Zutaten benutzen und alles frisch zubereiten, kann nichts schief gehen.

Ob selbst gekochte Breie besser sind als Fertigbreie oder nicht, hängt davon ab, aus welchen Zutaten sie zusammengesetzt sind und wie sie zubereitet werden. Man kann nicht generell sagen, ob das eine oder das andere hochwertiger ist.

Pluspunkte für selbst gekochte Babykost:

- Das Baby lernt eine größere Geschmacksvielfalt kennen.
- Das Baby gewöhnt sich an die Küche des Elternhauses, nicht an einen Standard-Geschmack der „Industrie" (erleichtert die Teilnahme am Familienessen im Kleinkindalter).
- Selbstgekochtes ist preiswerter.
- Obst und Gemüse der Saison und aus der Region können verwendet werden.
- Eltern können die Zutaten selbst bestimmen (wichtig für Kinder mit Allergien).
- Ungeeignete Geschmackszutaten wie Gewürze, Salz und Zucker können weggelassen werden.

Pluspunkte für Fertigbreie:

- Die Zutaten stammen aus kontrollierter Produktion und müssen schadstoffarm sein.
- Fertigbreie liefern gleich bleibend gute Qualität.
- Herstellung und Verpackung erfolgen unter hygienischen Bedingungen, Keimarmut und Haltbarkeit sind dadurch gewährleistet.
- Sie brauchen nur erwärmt zu werden.
- Sie sind praktisch für unterwegs und bei Zeitmangel.

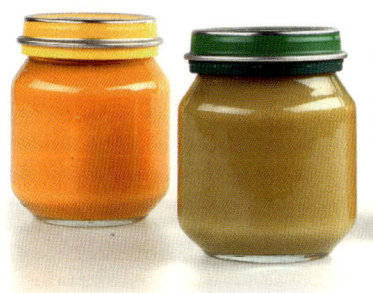

Worauf muss ich bei Fertigbreien achten?

Wenige Zutaten

„Weniger ist mehr", lautet die Devise beim Babybrei. Gute Fertigbreie für Babys sind einfach zusammengesetzt – entsprechend
den Grundrezepten für selbst gekochte Breie – und enthalten nur
wenige Zutaten. Eine Gemüse-, Obst- oder Getreideart reicht!
Mischungen sollten Sie erst dann auswählen, wenn Ihr Baby zuvor
jede Art schon einmal probiert und gut vertragen hat.

> Breie mit Kartoffeln oder Vollkorngetreide sind wegen ihrer guten
> Nährstoffzusammensetzung erste Wahl.

Keine unnötigen Zusätze

Manche Fertigbreie enthalten geschmacksgebende Zutaten wie
Salz, Zucker und andere Süßungsmittel (zum Beispiel Honig,
Ahornsirup, Fruchtdicksaft), Schokolade und Kakao. Solche Zuta-
ten sind in der Babyernährung überflüssig und unerwünscht!
Viele Breie sind mit der auffälligen Aufschrift „ohne Kristallzucker"
gekennzeichnet. Die Zutatenliste zeigt aber, dass sich Zucker unter
anderen Namen im Produkt verbirgt. Auch Honig, Sirup oder
Fruchtmark und -pulver sind reich an Zucker.

> In der Zutatenliste finden Sie Zucker auch versteckt unter Begriffen wie
> Saccharose (Haushaltszucker), Glukose (Traubenzucker) oder Glukose-
> sirup, Fruktose (Fruchtzucker) oder Maltose (Malzzucker).

> Schmecken Sie Fertigbrei nicht nachträglich ab. Salzen oder süßen Sie
> selbst hergestellte Breie nicht. Babys Geschmackssinne sind fein und
> brauchen keine zusätzlichen Gewürze.

Milch gehört nicht in jeden Brei

Gemüse, Fleisch und Vollkorngetreide versorgen das Baby mit Eisen, das es für Wachstum und Entwicklung braucht. Enthält der Brei gleichzeitig Milch oder Milchprodukte, wird das Eisen schlechter verwertet. Deshalb sollten Gemüse-Fleisch-Breie keinen Käse und keine Sahne, Getreide-Obst-Breie keine Milch, keinen Jogurt und keine Sahne enthalten. Achten Sie auf das Etikett.

Fehlendes Vitamin C ergänzen

Vitamin C (Ascorbinsäure) verbessert die Aufnahme von Eisen im Körper, deshalb sollte der Gemüsebrei Vitamin C enthalten. Überprüfen Sie anhand der Zutatenliste auf dem Etikett, ob dem Brei Vitamin C zugesetzt wurde. Ist das nicht der Fall, rühren Sie nach dem Erwärmen ein bis zwei Esslöffel Apfel- oder Orangensaft ein, oder geben Sie Ihrem Baby zum Essen verdünnten Saft.

Genau lesen, was schon enthalten ist

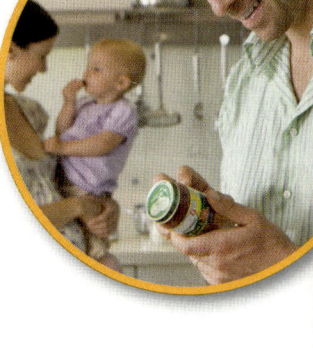

Beachten Sie genau, um welche Art von Brei es sich handelt: Ein Fertigmilchbrei enthält getrocknete Magermilch (siehe Zutatenliste) und wird mit Wasser angerührt. Einen Getreidebrei dagegen können Sie entweder mit Wasser zu einem milchfreien Getreide-Obst-Brei oder mit Vollmilch (Trinkmilch 3,5 %) zu einem Milch-Getreide-Brei anrühren.

Gemüse-Kartoffel-Fleisch-Brei – täglich mit Fleisch

- Die meisten Fertig-Menüs enthalten heute weniger als die empfohlene Menge Fleisch. Für die optimale Versorgung Ihres Kindes mit Eisen ist es besonders wichtig, möglichst 5-mal pro Woche ein fleischhaltiges Menü zu geben.
- Von den im Handel erhältlichen Fleischzubereitungen in kleinen Gläschen (125 g) braucht man bei einer Fleischeinwaage von 50 Gramm (siehe Etikett) ein halbes Gläschen für eine Mahlzeit.

Schritt für Schritt zum ersten Brei: Gemüse-Kartoffel-Fleisch-Brei

Praxistipps siehe S. 40.

1. Woche: Gemüse

Gemüse ist die erste milchfremde Nahrung, die Ihr Baby kennenlernt. Es ist die Hauptzutat in seinem ersten Brei, den es möglichst mittags bekommen soll.

Für die ersten Fütterversuche reichen anfangs nur wenige Löffel, zum Beispiel am späten Vormittag als Test, ob das Baby das Gemüse vom Löffel akzeptiert. Erhöhen Sie Tag für Tag die Gemüsemenge von 5 auf etwa 10 Löffel (100 g).

Erfahrungsgemäß sind die von Natur aus süß schmeckenden Karotten die Favoriten bei Babys. Beliebt sind aber auch Kohlrabi, Zucchini, Blumenkohl, Brokkoli, Kürbis oder Pastinaken.

Möhren sind das beliebteste Erstgemüse beim Babybrei.

2. Woche: Gemüse + Kartoffel + Öl

Sobald Ihr Baby etwa 100 Gramm Gemüse pro Mahlzeit schafft, kommen Kartoffeln hinzu. Eine mittelgroße Kartoffel (50 g) mit dem Gemüse putzen, waschen, in feine Scheiben schneiden, dünsten und anschließend pürieren. Zum Schluss 1 Esslöffel Öl unterrühren. Verwenden Sie am besten Rapsöl. Raffiniertes Öl und kalt gepresste Bioöle sind schadstoffarm.

3. Woche: Gemüse + Kartoffel + Öl + Fleisch + Saft

Jetzt wird der Brei mit etwa 30 Gramm magerem Fleisch und 3,5 Esslöffeln Saft (zum Beispiel Apfelsaft mit Vitamin-C-Zusatz) ergänzt. Fleisch ist eine gute Quelle für Eisen – ein wichtiger Mineralstoff, den das Baby für Blutbildung, Abwehrkraft und seine geistige Entwicklung jetzt dringend braucht. Das Vitamin C aus dem Saft verbessert die Verwertung des Eisens im Körper. Reagiert das Baby empfindlich auf den Saft, pürieren Sie den Gemüse-Kartoffel-Fleisch-Brei mit Wasser.

Für den ersten Brei ist mageres Hähnchen-, Lamm-, Rind- und Schweinefleisch geeignet. Das Fleisch wird klein geschnitten und zusammen mit Gemüse und Kartoffeln in wenig Wasser gekocht und anschließend püriert. Sie können auch frisches Hackfleisch verwenden, wenn Sie es mindestens zehn Minuten lang erhitzen. Auch Fisch ist gelegentlich wünschenswert. Er wird wie das Fleisch zusammen mit Gemüse und Kartoffeln gedünstet. Zum Schluss rühren Sie Obstsaft und Öl unter. Schmecken Sie bitte nicht mit Salz oder anderen Gewürzen ab! Der erste Brei ist nun komplett und kann die Milchmahlzeit am Mittag ersetzen. Ei ist keine Alternative zu Fleisch, zu groß ist das Risiko für eine Salmonelleninfektion. Außerdem ist das Eisen im Ei schlecht verwertbar.

Mageres und zartes Fleisch von Geflügel, Lamm, Schwein und auch Rind eignen sich gut als erstes Fleisch für das Baby.

Vorsicht beim Erwärmen in der Mikrowelle! Der Brei erwärmt sich ungleichmäßig und es können sich Hitzenester bilden, an denen sich das Baby verbrennt. Rühren Sie den Brei gut um und testen Sie, bevor Sie ihn Ihrem Kind geben.

Tipps zum Selberkochen

Zeit sparen und Nährstoffe schonen

Ist kein frisches Gemüse im Haus, können Sie auch tiefgefrorenes Gemüse „natur", also ohne Zutaten wie Salz, Gewürze und Sahne, verwenden.

Kochen Sie den Brei auf Vorrat: Gemüse, Kartoffeln und Fleisch für mehrere Portionen fertig garen, pürieren, abkühlen und in Einzelportionen (zum Beispiel in kleinen Gefrierdosen oder gut verschließbaren Gläschen mit Drehverschluss) einfrieren. Bei −18° Celsius ist der Brei bis zu zwei Monate haltbar. Erhitzen Sie den aufgetauten Brei vor dem Füttern im Wasserbad oder in der Mikrowelle und mischen Sie anschließend Saft und Öl unter. Rühren Sie gut um und testen Sie die Temperatur. Wärmen Sie Breireste nicht wieder auf, sondern werfen Sie sie weg!

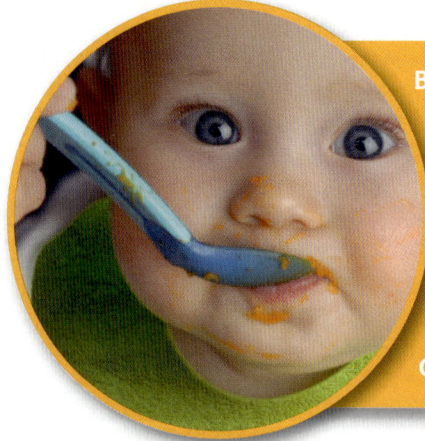

Bieten Sie dem Baby gelegentlich einen frisch gekochten Brei an, denn der Geschmack leidet beim Einfrieren etwas. Kochen Sie zum Beispiel vier Portionen, füttern Sie eine sofort, heben Sie eine zweite für den nächsten Tag im Kühlschrank auf, zwei Portionen bewahren Sie für die darauf folgenden Tage im Gefrierfach auf.

Gemüse-Kartoffel-Fleisch-Brei

100 g	Gemüse: Karotten, Zucchini, Blumenkohl, Brokkoli
50 g	Kartoffeln
30 g	mageres Fleisch (Schwein, Rind, Geflügel, Lamm)
3,5 EL	Vitamin-C-reicher Obstsaft
1 EL	Rapsöl

Mengenangaben variieren je nach Alter und Appetit.

Zubereitung:

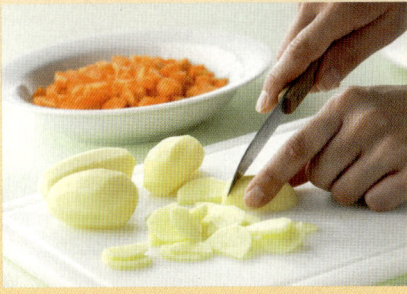

1. Gemüse putzen, Kartoffeln schälen, beides in kleine Stücke schneiden.

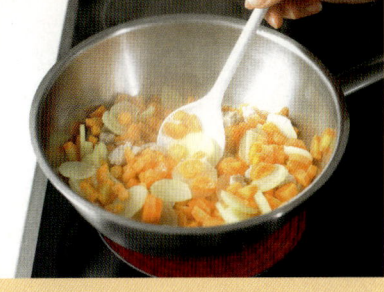

2. Mit sehr klein geschnittenem Fleisch oder Hackfleisch in wenig Wasser weich garen (ca. 10 min).

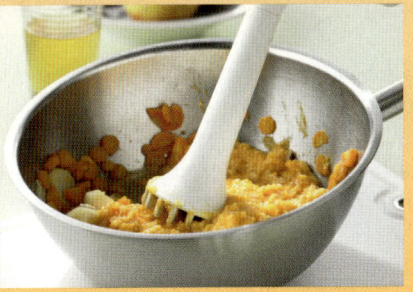

3. Mit wenig Kochflüssigkeit und Obstsaft pürieren.

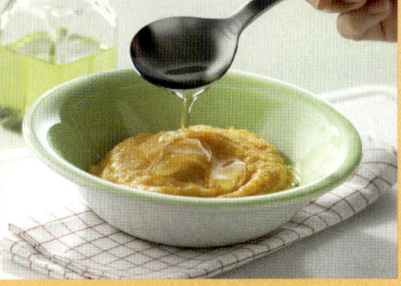

4. Rapsöl unterrühren.

Richtig Gemüse einkaufen und zubereiten:

- Bevorzugen Sie Gemüse der Saison und möglichst aus der Region.
- Kaufen Sie nur knackig-frisches Gemüse und verbrauchen Sie es so rasch wie möglich.
- Bewahren Sie Gemüse im Gemüsefach des Kühlschranks auf.
- Entfernen Sie beim Putzen Außenblätter, Schalen, Strunk, Blattstiele und -rippen.
- Verarbeiten Sie keine Kartoffeln und Tomaten mit grünen Stellen.
- Waschen Sie das Gemüse vor und nach dem Putzen kurz aber gründlich unter fließendem Wasser.

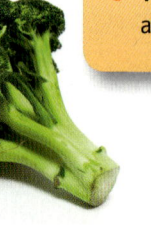

Woran erkenne ich Bio-Gemüse?

Bio-Gemüse ist bei Eltern beliebt, denn die Erzeuger garantieren unter anderem den Verzicht auf synthetische Pflanzenschutzmittel und leicht lösliche mineralische Dünger. Doch woran erkennt man, ob es sich wirklich um Bio-Gemüse handelt?

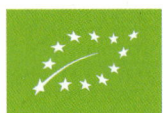

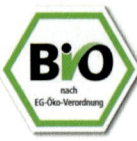

Seit 1993 gilt in der Europäischen Union die EG-Öko-Verordnung, in der einheitliche Mindeststandards festgelegt sind. Die Begriffe „Öko" und „Bio" sind durch die Verordnung rechtlich geschützt. Ein wichtiges Erkennungszeichen ökologisch erzeugter Produkte ist das EU-Biosiegel, das im Jahre 2010 eingeführt wurde, sowie das deutsche Bio-Siegel.

Weitere Erkennungszeichen für Bio-Produkte sind die Warenzeichen der deutschen Verbände des ökologischen Anbaus wie Bioland, Gäa, Naturland, Biokreis und Biopark.

Der Abendbrei: Vollmilch-Getreide-Brei

Frühestens zu Beginn des 6. Monats und spätestens zu Beginn des 8. Monats sollten Sie Ihr Baby an einen weiteren Brei gewöhnen. Der Vollmilch-Getreide-Brei am Abend versorgt es mit wichtigen Nährstoffen aus Milch und Getreide und mit verdauungsfördernden Ballaststoffen aus dem Getreide.

Obst dabei

Der Vollmilch-Getreide-Brei besteht aus Vollmilch, Getreide und Obst, zum Beispiel in Form von Saft. Das Vitamin C im Saft verbessert die Verwertung des Eisens aus dem Getreide. Damit das Baby den Brei besser annimmt, können Sie den Brei anfangs mit etwas mehr Flüssigkeit zubereiten. Er sollte vom Löffel fließen, später kann er fester sein.

Vollmilch muss sein

Als Milch ist abgekochte, unverdünnte Vollmilch (3,5 % Fett) geeignet. Dabei ist es unerheblich, ob es sich um pasteurisierte Frischmilch, längerfrische (ESL-) Milch oder H-Milch handelt. Diese Milchsorten unterscheiden sich in ihrem Nährstoffgehalt nicht wesentlich.

Vollmilch in dieser kleinen Menge vertragen Babys, auch wenn sie allergiegefährdet sind, jetzt gut. Rohmilch oder Vorzugsmilch dürfen Babys nicht bekommen, weil sie krank machende Bakterien enthalten können, mit denen das unreife Immunsystem noch nicht fertig wird.

Welches Getreide ist geeignet?

Vollkorngetreide ist die erste Wahl, denn es sättigt gut und enthält mehr Vitamine, Mineral- und Ballaststoffe als Weißmehlprodukte. Verwenden Sie am Anfang Instantflocken, die sich sofort in warmer Flüssigkeit auflösen. Später können Sie Weichblattflocken (zarte Flocken) oder Grieß nehmen. Die Kochdauer des Breis aus Flocken ist dann länger, denn sie benötigen etwas Zeit zum Quellen.

Rohes oder frisch gemahlenes Getreide verträgt Ihr Baby im ersten Lebensjahr aber noch nicht. Reisflocken sind glutenfrei, ernährungsphysiologisch aber nicht sehr wertvoll. Wertvoller sind Hafer, Gerste, Weizen und Dinkel.

Mengen wachsen

Die komplette Breimenge besteht aus 20 g Getreide, 200 ml Vollmilch und 2 Esslöffel (EL) Saft oder zerdrücktes Obst. Wenn das Baby am Anfang kleinere Mengen isst, starten Sie mit der Hälfte der Mengen. Nach und nach wird die Menge gesteigert, bis der Brei die komplette Milchmahlzeit am Abend ersetzt. Schmecken Sie den Brei nicht mit Zucker, Honig oder anderen Süßungsmitteln ab! Wenn Sie weiter stillen möchten, ist es auch möglich, anstatt des Milch-Getreide-Breis den Getreide-Obst-Brei (siehe S. 47) plus Muttermilch als Abendmahlzeit zu geben.

20 g Vollkorngetreideflocken entsprechen …

2 EL Haferflocken
3 EL Dinkelflocken, Gries
4 EL Instantflocken

Milch-Getreide-Brei

Zutaten: | **Ab 6.–8. Monat**

200 ml	Milch (Vollmilch 3,5 % Fett)
20 g	Vollkorn-Getreideflocken (z. B. zarte Haferflocken oder Weizenflocken in Form von Instant-Getreideflocken)
2 EL	Obstsaft oder Obstpüree von Apfel, Birne, Banane, Pfirsich oder Nektarine

Zubereitung:

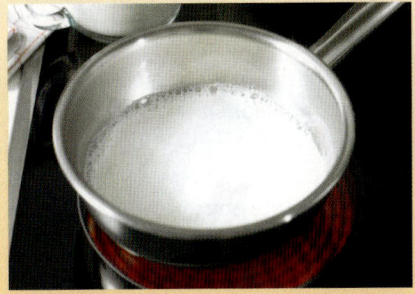

1. Vollkorn-Getreideflocken in aufgekochte Vollmilch einrühren.

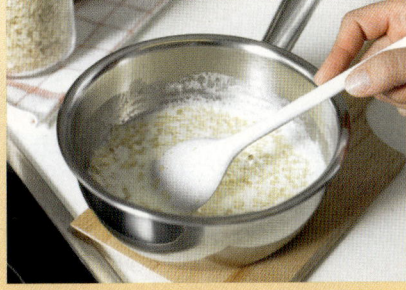

2. Quellen lassen.

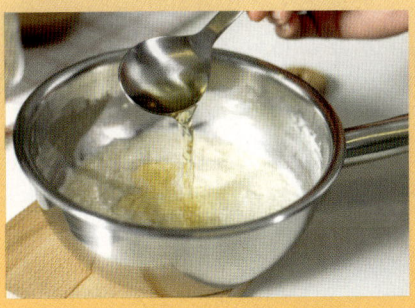

3. Fruchtsaft oder Püree unterrühren.

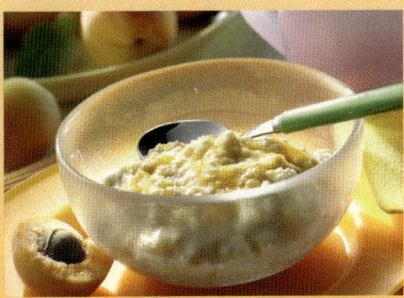

4. Fertig.

Glutenfreie Ernährung schützt nicht vor Zöliakie!

Noch vor wenigen Jahren wurde empfohlen, glutenhaltiges Getreide möglichst spät einzuführen, um einer Glutenunverträglichkeit (Zöliakie, Sprue) bei Risikokindern vorzubeugen. Neuere Erkenntnisse deuten aber darauf hin, dass ein Hinauszögern nicht sinnvoll ist. Offenbar schützt es am wirkungsvollsten, glutenhaltige Getreidearten (Hafer, Weizen, Dinkel, Roggen, Gerste) von Anfang an mit der Beikost einzuführen – am besten so lange die Mutter noch stillt.

Tipps für die Auswahl von Fertigbreien:

- Wählen Sie Breie mit einer Getreideart, zum Beispiel Hafer, Weizen, Gerste oder Dinkel, und nur einer Obstart.
- Bevorzugen Sie Produkte, die Vollkorngetreide enthalten.
- Obst oder Saft sind hochwertiger (zum Beispiel vitaminreicher) als ein Fruchtpulver. Obst liefert die notwendigen Vitamine, eine Anreicherung mit Vitaminen ist dann nicht notwendig.
- Wählen Sie Breie ohne Zusatz von Zucker und anderen Süßungsmitteln.
- Geschmacksgebende Zutaten wie Nüsse, Zimt und Vanillin sind überflüssig und können für empfindliche Babys problematisch sein.
- Fertigbreie, die laut Hersteller ab dem 6., 8. oder 12. Monat eingesetzt werden, enthalten vermehrt Zutaten, die für Ihr Baby nicht geeignet sind, wie Nüsse, Kakao, Schokolade, Aromen und Gewürze.

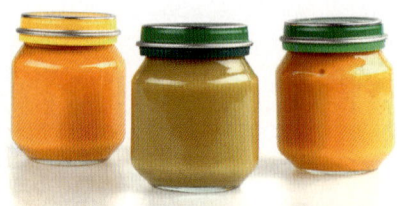

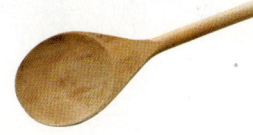

Getreide-Obst-Brei

Nach etwa einem weiteren Monat wird die Milchmahlzeit am Nachmittag durch den Getreide-Obst-Brei ersetzt, der keine Milch enthält.

Zutaten: **Ab 7.–9. Monat**

90 ml	Wasser
20 g	Vollkorn-Getreideflocken (z. B. Hafer-, Weizen- oder Dinkelflocken)
100 g	frisches Obst zerdrückt, gerieben oder püriert
1 TL	Rapsöl

Zubereitung:

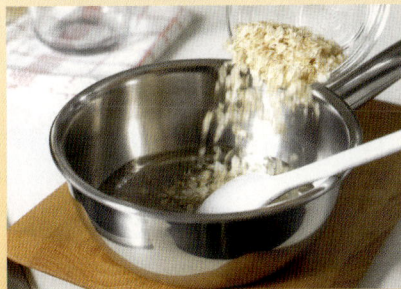

1. Getreideflocken in heißes Wasser einrühren.

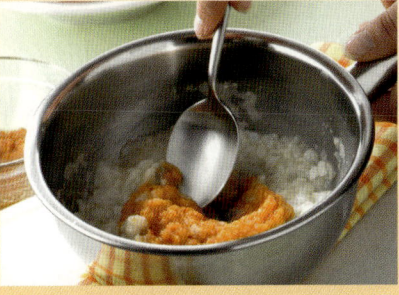

2. Frisches, zerkleinertes Obst zugeben.

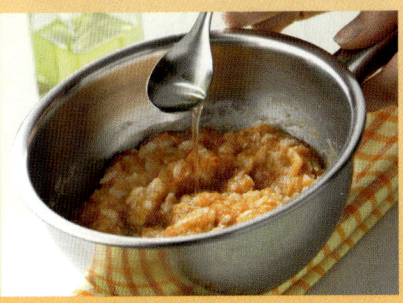

3. Rapsöl unterrühren.

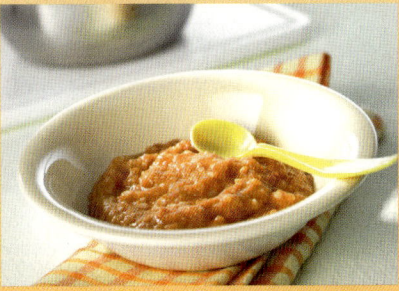

4. Fertig.

*Eine Getreide- und eine Obstart pro Mahlzeit reichen. Führen Sie Zutaten, die Ihr Baby noch
nicht kennt, langsam und schrittweise ein.*

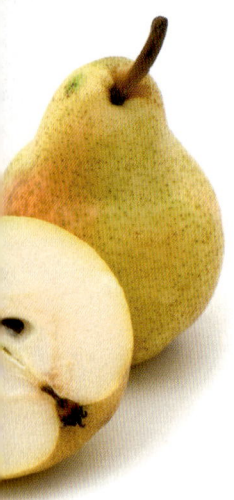

Geeignete Getreidearten: Hafer-, Dinkel-, Gersten- und Weizenflocken oder Weizengrieß aus Vollkorn.

Geeignete Obstarten: Birne, milder Apfel, Melone, Aprikose, Pfirsich, Nektarine, Heidelbeere sind gut verträglich. Zucker-reiche Bananen nur gelegentlich nehmen.

Geeignete Ölsorten: vor allem Rapsöl, aber auch Soja-, Sonnen-blumen- oder Maiskeimöl.

Sie können das Obst in der ersten Zeit dünsten. Etwa ab dem 8. Monat, und wenn Ihr Baby das gedünstete Obst gut verträgt, verwenden Sie das Obst auch roh, geschält, püriert oder fein gerieben.

Birnen eignen sich gut für den Getreide-Obst-Brei.

> **Obst allein ist für das Baby keine vollwertige Mahlzeit. Nur mit dem Zusatz von Getreide und Öl erhält das Kind ausreichend Energie und Nährstoffe.**

Kein Frischkornbrei und Mandelmus für Babys!

Rohes, unverarbeitetes Getreide ist schwer verdaulich und kann Blähungen, Bauchweh und Verstopfung verursachen. Zu Durch-fällen kann es kommen, wenn das Baby keimbelastetes Getreide erhält, das über Nacht bei Zimmertemperatur eingeweicht wurde.

Manche Rezepte empfehlen Mandelmus als Fettkomponente. Es ist jedoch nicht so günstig zusammengesetzt wie Rapsöl und liefert nicht so wertvolle Fettsäuren. Deshalb sollten Sie es Ihrem Baby nicht geben.

Honig zum Süßen?

Das Baby sollte im 1. Jahr noch keinen Honig bekommen, denn:

Honig kann Keime (Clostridium botulinum) enthalten, die im Darm Gifte bilden und zu Muskel- und Atemlähmung führen können. Für Kleinkinder, ältere Kinder und Erwachsene sind die Keime kein Problem, da die Mengen, die im Honig vorkommen können, sehr gering sind. Säuglinge dagegen können davon schwer erkranken, da das Verdauungssystem und die Darmflora noch nicht ausgereift sind.

Süßen Sie die Breie auch nicht mit Zucker oder Süßstoff nach!

Tipps für die Auswahl von Fertigprodukten:

- Wählen Sie Breie mit Vollkorngetreide aus.
- Geben Sie Ihrem Kind nur zuckerfreie Breie. Im Zutatenverzeichnis sollten also kein Zucker, Honig, Maltodextrin, Glukose(-sirup), Ahornsirup, Apfeldicksaft und keine Saccharose oder Dextrose aufgeführt sein.

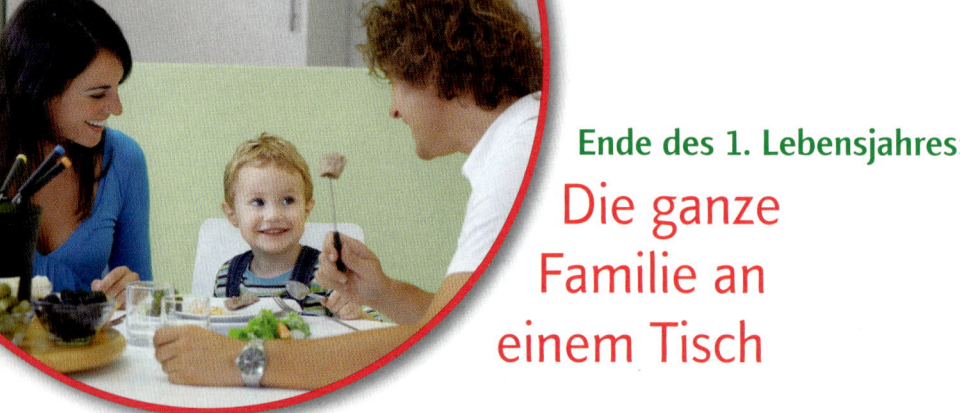

Die ganze Familie an einem Tisch

Etwa ab dem 10. Monat kann das Baby mit den „Großen" essen. Je nach Entwicklungsstand kann es jetzt ohne Unterstützung sitzen, präzise mit den Händen greifen, selbstständig mit Löffel oder Gabel essen und den Becher halten. Stoffwechsel und Verdauungssystem sind fast ausgereift und die ersten Zähne da.

Das Baby braucht jetzt allmählich keinen Brei mehr, sondern feste, mundgerechte Stücke: Vollkornbrot, Brötchen, weiches, rohes Obst und Gemüse (anfangs noch geschält), Kartoffeln und Fleisch. Spezialbreie, Juniormenüs und so genannte Kindermilch sind überflüssig!

Wie die Großen braucht das Baby jetzt mehrere Mahlzeiten am Tag:

- 3 große Hauptmahlzeiten morgens, mittags und abends und

- 2 kleinere Zwischenmahlzeiten vormittags und nachmittags.

So werden Kalorien und Nährstoffe über den Tag verteilt, das Kind erhält konstant Energie für geistige und körperliche Leistung, Verdauung und Stoffwechsel werden schonend gefordert und Nährstoffe besser verwertet.

Zu jeder Mahlzeit und zwischendurch gibt es ein Getränk im Glas, Becher oder aus der Tasse – am besten Wasser oder ungesüßten Tee.

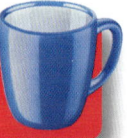

Fünf Mahlzeiten

Der Gemüse-Kartoffel-Fleisch-Brei der Säuglingszeit geht in das normale Mittagessen der Familie über, bestehend aus Gemüse, Kartoffeln, Reis oder Nudeln und an manchen Tagen einer kleinen Portion Fleisch.

Der Milch-Getreide-Brei und die Milchmahlzeit (Muttermilch oder Säuglingsnahrung) gehen jeweils in eine kalte Hauptmahlzeit über, zum Beispiel das Frühstück und das Abendessen.

Der milchfreie Getreide-Obst-Brei geht nach und nach in zwei Zwischenmahlzeiten über, von denen die eine vormittags, die andere nachmittags gegeben wird. Diese Mahlzeiten bestehen ebenfalls aus Brot und Obst, Obstsaft oder später auch Rohkost. Als Zwischenmahlzeit eignen sich auch Getreideflocken mit Obst und Milch als Müsli. Zwischenmahlzeiten aus Zwieback oder Keksen sollte Ihr Kind nur ab und zu bekommen und erst möglichst spät kennen lernen, da es sich um Süßigkeiten handelt.

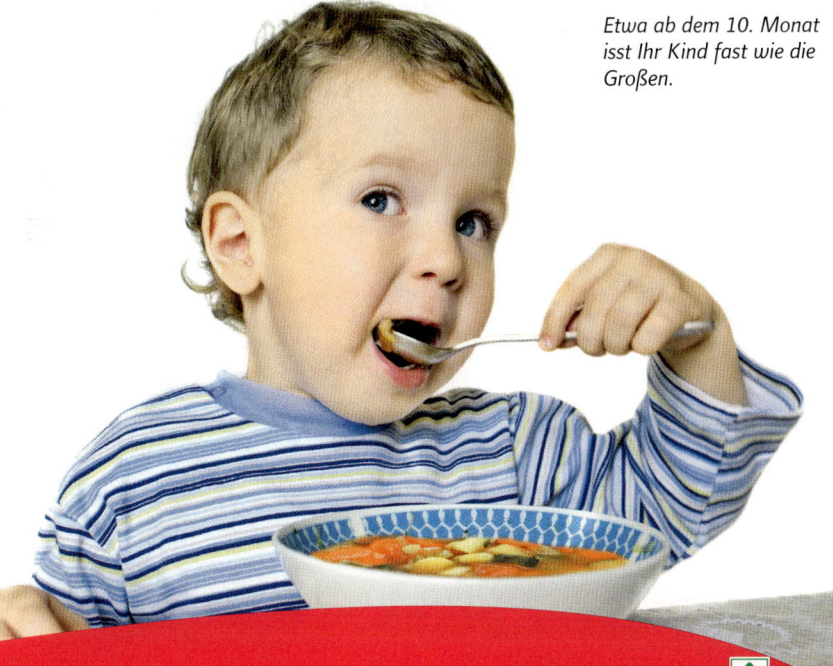

Etwa ab dem 10. Monat isst Ihr Kind fast wie die Großen.

Frühstück

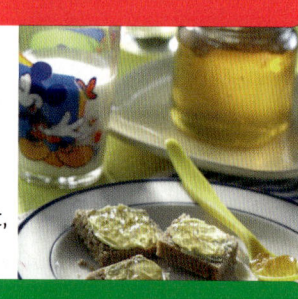

$^1/_2$	Vollkornbrötchen/
	Scheibe Vollkornbrot
1 TL	Butter oder Margarine
1 Tasse	Vollmilch (3,5 % Fett)
$^1/_2$	Apfel in Spalten

Anfangs nur jeden 2. Tag eine Brotmahlzeit,
sonst Muttermilch oder Fertigmilch.

Zwischenmahlzeit

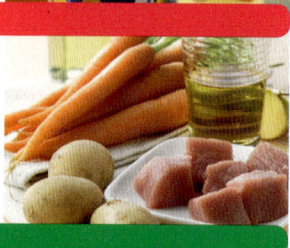

25 g	Getreidestangen, Vollkorn-
	zwieback oder Knäckebrot
80 g	Fruchtsaft oder Rohkost

Mittagessen

100 g	Gemüse
1	Kartoffel (60 g)
30 g	mageres Fleisch, in
2 TL	Rapsöl schmoren

Zwischenmahlzeit

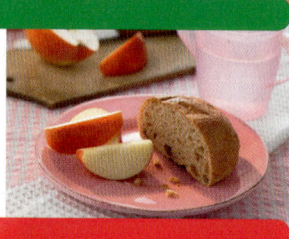

$^1/_2$	Brötchen
$^1/_2$	Apfel, in Spalten, oder anderes
	Obst, klein geschnitten

Abendessen

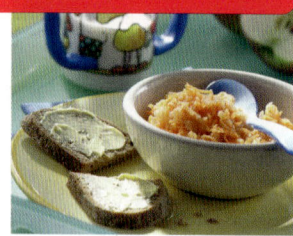

$^1/_2$	Scheibe Vollkornbrot
1 geh. TL	Frischkäse/Quark
1	Karotte, fein geraspelt
1 Tasse	Vollmilch (3,5 % Fett)

Anfangs nur jeden 2. Tag eine Brotmahlzeit,
sonst Milch-Getreide-Brei.

Zum Abmessen
1 Tasse = 150 ml

So gelingt der Übergang

- Ihr Kind braucht Zeit, um sich an die neuen Mahlzeiten zu gewöhnen. Orientieren Sie sich bei der Einführung der Mahlzeiten am Entwicklungsstand Ihres Kindes.

- Nutzen Sie die Neugier Ihres Kindes aus! Es wird das haben wollen, was auch Sie und die anderen Familienmitglieder essen.

- Wechseln Sie bei der Frühstücksmahlzeit anfangs Stillen und ein festeres Frühstück ab. Wechseln Sie beim Abendessen zwischen Getreide-Milch-Brei und fester Abendmahlzeit ab.

- Geben Sie Ihrem Kind beim Frühstück und Abendessen während des Übergangs zum Beispiel dünn mit Butter oder Margarine bestrichenes Brot aus fein gemahlenem Vollkornmehl ohne Kruste, das Sie in mundgerechte Stücke geschnitten haben. Dazu kommt etwas geriebenes oder zerdrücktes Obst und Milch.

- Für die Milch gibt es verschiedene Möglichkeiten. Entweder Sie stillen noch weiter oder Sie geben eine Säuglingsnahrung als Flaschengetränk. Wenn Ihr Kind schon Brot isst und aus der Tasse trinkt, können Sie Vollmilch in der Tasse geben.

- Das Mittagessen ist im Prinzip die Fortsetzung des Gemüse-Kartoffel-Fleisch-Breis. Allerdings werden die Mengen langsam größer und die Mahlzeit wird stückiger (püriert oder zerdrückt).

- Ersetzen Sie bei der Zwischenmahlzeit den Getreide-Obst-Brei durch andere Obst/Gemüse- und Getreideprodukte.

- Das Kind sollte selbst essen, wenn es dies möchte – auch wenn nicht alles im Mund ankommt. Außerdem sollte es möglichst nur noch aus der Tasse oder einer Lerntasse trinken.

Sie wählen das Richtige aus, Ihr Kind steuert die Menge

Ein Löffel für Mami …

„Ein Löffelchen für Mami, eins für Papi…" oder „Die Sonne lacht nur, wenn der Teller leer ist" und ähnliche Sprüche sind Ihnen vielleicht noch aus Ihrer eigenen Kindheit in (schlechter) Erinnerung. Das Übergewicht vieler Erwachsener nahm damit seinen Anfang. Denn solche „Regeln" erziehen dazu, immer den Teller leer und vorgegebene Portionen aufzuessen, egal wie groß sie sind. Im Zeitalter von XXL-Portionen im Supermarkt, Restaurant und in der eigenen Küche eine denkbar schlechte Angewohnheit, die häufig nicht ohne Folgen bleibt.

Wie viel Ihr Kind isst, bestimmt es selbst

Viel besser ist es, wenn Kinder lernen, nach und nach selbst Verantwortung für das eigene Essverhalten zu übernehmen. Das ist natürlich ein längerer Weg und erfordert eine gute Anleitung und viel Geduld durch die Eltern. Aber es lohnt sich!

Ihr Kind bestimmt selbst, wann es satt ist. Zwingen Sie es nicht, den Teller leer zu essen.

Zur Eigenverantwortung gehört, dass das Kind von Anfang an selbst bestimmt, wann es satt ist. Achten Sie genau darauf, wann Ihr Baby zum Beispiel das Essen mit der Zunge wieder herausschiebt, den Kopf wegdreht oder mit den Händen den Löffel wegschiebt, und nehmen Sie diese Signale ernst! Später füllt Ihr Kind sich seinen Teller selbst, anstatt eine Portion „aufgeladen" zu bekommen. So lernt es, die eigene Essmenge besser einzuschätzen und bewahrt sich ein gesundes Gespür für Hunger und Sättigung. Akzeptieren Sie, wenn Ihr Kind den Teller nicht leer ist, weil es satt ist. Ermuntern Sie es, sich zunächst kleinere Portionen auf den Teller zu tun und lieber nachzunehmen, falls es nicht reicht.

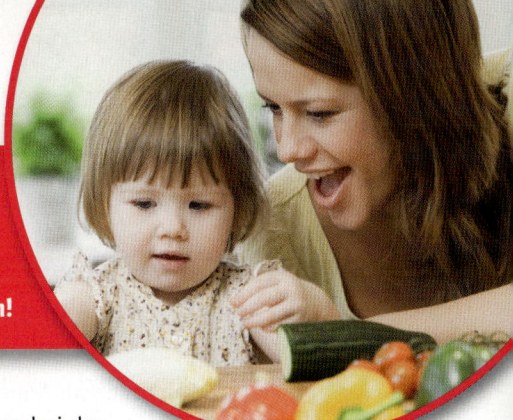

Der Appetit von Kindern schwankt nach Tagesform, Temperament und Bewegungsdrang. Erwachsene sollten ihren Kindern niemals eine bestimmte Essensportion aufdrängen!

Machtkämpfe, Streit und Alltagsstress sollten bei den Mahlzeiten außen vor bleiben. Der Esstisch ist nicht der richtige Ort dafür! Sorgen Sie stattdessen für eine möglichst angenehme Atmosphäre, an die sich Ihr Kind auch später gern erinnern wird. Bereits ein schön gedeckter Tisch ist ein wichtiger Beitrag zu einem gesunden Essverhalten der ganzen Familie.

Schritt für Schritt lernt Ihr Kind, selbst Verantwortung für sein Essen zu übernehmen.

Was Ihr Kind isst und trinkt, bestimmen Sie

Natürlich können Babys und Kleinkinder noch nicht überblicken, was ihnen gut tut. Haben sie freie Wahl, dann „picken" sie sich ihre Lieblingslebensmittel und Süßwaren heraus. Vielfalt und Ausgewogenheit bleiben auf der Strecke.

Deshalb müssen Eltern den Rahmen abstecken, innerhalb dessen ihr Kind Eigenverantwortung lernen soll:

- Sie steuern, welche Lebensmittel auf den Tisch kommen.
- Sie achten auf Vielseitigkeit in der Lebensmittelauswahl.
- Sie regen zum Probieren neuer, noch unbekannter Lebensmittel an (fordern Sie Ihr Kind zum Beispiel bei Tisch auf, von allen Lebensmitteln zu probieren).
- Sie steuern den Umgang mit Lebensmitteln, die für das Kind nicht so günstig sind (zum Beispiel Süßigkeiten).

Wie Ihr Kind nach und nach seinen Speiseplan erweitert und welche Lebensmittel nach dem ersten Geburtstag geeignet sind, lesen Sie im Heft „Ernährung von Kleinkindern" (Bestell-Nr. 1566).

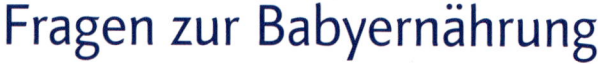

Fragen zur Babyernährung

Hat mein Baby das richtige Gewicht?

Die Kurven im Untersuchungsheft geben Auskunft.

Jedes Kind wächst und entwickelt sich ganz individuell. Andere Babys sind deshalb kein Maßstab für Ihr Baby, auch nicht für Größe, Gewicht, Appetit, Durst oder Mahlzeitenrhythmus.

Dennoch gibt es Richtwerte für Größe und Gewicht. So ist es ganz normal, dass ein Säugling in den ersten Tagen nach der Geburt zunächst abnimmt (bis maximal 10 % des Geburtsgewichtes). Mit spätestens 14 Tagen sollte er sein Geburtsgewicht wieder erreicht haben. Nach etwa sechs Wochen gibt es einen Wachstumsschub, und das Baby meldet vermehrt Hunger an.

Die so genannten Perzentilenkurven zum Körpergewicht (Somatogramm II) im gelben Kinderuntersuchungsheft sind für den Arzt und für Sie eine hilfreiche Orientierung, ob das Gewicht Ihres Babys im wünschenswerten Bereich (zwischen oberster und unterster Kurve) liegt. Leichte Abweichungen nach oben oder unten sind kein Grund, nervös zu werden. Erst eine deutliche Abweichung über einen längeren Zeitraum gibt Anlass zur Beobachtung. Der Kinderarzt entscheidet dann, ob und welche Maßnahmen erforderlich sind.

So vergleichen und bewerten Sie richtig:

● Wiegen Sie Ihr Baby im ersten Lebenshalbjahr höchstens einmal pro Woche. Ausnahme: Frühgeborene mit sehr geringem Ausgangsgewicht.
● Normale Gewichtszunahme: im ersten Halbjahr etwa 100–200 Gramm pro Woche und im zweiten Halbjahr etwa 100 Gramm pro Woche.
● Nach 4 bis 5 Monaten hat das Baby sein Geburtsgewicht etwa verdoppelt und nach einem Jahr ungefähr verdreifacht.

Welchen Gemüsebrei kann ich meinem vegetarisch ernährten Baby füttern?

Leichte Abweichungen von den Gewichtskurven sind noch kein Grund zur Sorge. Fragen Sie Ihren Kinderarzt, wenn Sie unsicher sind.

Das Fleisch in dem Gemüse-Kartoffel-Fleisch-Brei liefert wichtiges Eisen. Wenn Sie als Eltern Ihrem Baby dennoch kein Fleisch geben möchten, müssen sie dies durch andere eisenreiche Lebensmittel ersetzen. Dazu eignen sich in erster Linie Vollkorngetreide wie Vollkornhaferflocken oder Weizenvollkorn. Durch die Zugabe von Obstsaft lässt sich die Eisenverwertung aus dem Getreide steigern. Das Forschungsinstitut für Kinderernährung (FKE) empfiehlt folgendes Rezept für einen vegetarischen Gemüsebrei:

Zubereitung für eine Portion (7.–9. Monat):

- 100 g Gemüse putzen, in grobe Stücke schneiden
- 50 g Kartoffeln schälen, in dünne Scheiben schneiden und mit dem Gemüse in wenig Wasser gar dünsten (ca. 5 bis 10 Minuten)
- 10 g Haferflocken zufügen und mit
- 3 EL Obstsaft (z. B. Orangensaft oder Apfelsaft mit Vitamin C) oder Obstbrei
  und
- 20 EL Wasser pürieren
- 2 TL Rapsöl in den Brei einrühren.

Vegetarische Fertigbreie im Gläschen müssen noch mit 2 bis 3 Esslöffeln Orangensaft ergänzt werden, wenn aus der Zutatenliste hervorgeht, dass der Brei keinen Vitamin-C-haltigen Saft, Brei oder Zusatz enthält. Sie dürfen keine Milch und Milchprodukte (zum Beispiel Käse, Jogurt, Sahne) enthalten. Denn Kalzium aus Milch bindet sich an Eisen, das dadurch für den Körper schlechter verwertbar ist.

Wo bekomme ich Rat und Hilfe?

Sich kompetent beraten lassen

Jeder kann essen – deshalb erteilt auch jeder Ratschläge zum Thema Ernährung. Das Ergebnis: Ein Dschungel an widersprüchlichen, teilweise irreführenden oder falschen Informationen.

Gerade für junge Eltern ist es wichtig, kompetenten und wissenschaftlich fundierten Rat einzuholen. Diesen erhalten sie bei Fachkräften in der Ernährungsberatung: Oecotrophologen und Oecotrophologinnen, Diätassistenten- und assistentinnen sowie Ernährungsmediziner/-innen.

Über die Websites von Berufsverbänden der genannten Berufsgruppen können Sie bei Bedarf eine Ernährungsberatung vor Ort recherchieren:

- *www.dge.de (Deutsche Gesellschaft für Ernährung e. V.)*
- *www.udoe.de (Verband der Oecotrophologen e. V.)*
- *www.vdd.de (Verband der Diätassistenten – Deutscher Bundesverband e. V.)*
- *www.quetheb.de (Institut für Qualitätssicherung in der Ernährungstherapie und -beratung e. V.)*
- *www.bdem.de (Bundesverband Deutscher Ernährungsmediziner e. V.)*

Internet: Seriöse Seiten aufrufen

Im Internet erhalten junge Eltern eine Fülle von Ratschlägen – leider jedoch nicht immer dem aktuellen wissenschaftlichen Stand entsprechend. Da es keine Qualitätskontrolle im Internet gibt, bleibt es oft dem Zufall überlassen, ob der erteilte Ratschlag korrekt ist oder nicht.

Fundierte und wissenschaftlich gesicherte Informationen sind auf der Homepage des Netzwerks „Gesund ins Leben – Netzwerk Junge Familie" zu finden. Unter der Rubrik „Für Familien" können Eltern auch Broschüren herunterladen. Der aid infodienst e. V. bietet im Auftrag des Bundesministeriums für Ernährung, Landwirtschaft und Verbraucherschutz unter der Adresse *www.waswiressen.de* eine Ernährungsplattform für Verbraucher an. In den Expertenforen können Fragen gestellt werden, die innerhalb weniger Tage qualifiziert beantwortet werden. Für junge Eltern vermutlich besonders interessant: die Expertenforen Kinderernährung, Lebensmittel-Allergien und Ernährung in der Schwangerschaft.

Die Deutsche Gesellschaft für Ernährung e. V. (DGE) bietet wissenschaftlich fundierte Fachinformationen zu Ernährungsthemen. Unter *www.dge.de* finden sich Beiträge und verschiedene Medien zum Bestellen rund um die Ernährung von Schwangeren, Säuglingen, Kindern und Allergikern. Auch diätetische Fragestellungen werden ausführlich behandelt.

Unter *www.aktionsplan-allergien.de* finden Eltern, die sich um ihre eigenen oder mögliche Allergien ihres Kindes sorgen, viele wertvolle Informationen über Allergien, deren Prävention, Selbsthilfegruppen, Einrichtungen und vieles mehr. Anhand eines von Fachleuten entwickelten „Allergiechecks" können Eltern das Risiko ihres Kindes testen.

Die Seiten der Landesinitiative BeKi – Bewusste Kinderernährung des Ministeriums für Ernährung und Ländlichen Raum Baden-Württemberg *(www.beki-bw.de)* geben viele hilfreiche Tipps rund um die Ernährung von Säuglingen, Kleinkindern und größeren Kindern. Praktische Empfehlungen stehen dabei im Vordergrund.

Das Forschungsinstitut für Kinderernährung (FKE) Dortmund untersucht die Zusammenhänge zwischen Ernährung, Wachstum und Stoffwechsel von Kindern und Jugendlichen. Auf den Seiten *www.fke-do.de* finden Eltern wissenschaftlich abgesicherte Hintergrundinformationen und Hinweise auf eine Telefonberatung.

Hilfreiche Adressen

Ernährung

aid infodienst Ernährung, Landwirtschaft, Verbraucherschutz e. V. (aid)
Heilsbachstraße 16
53123 Bonn
Tel. 0228 – 8499-0
www.aid.de

Bundeszentrale für gesundheitliche Aufklärung e. V. (BZgA)
Ostmerheimer Straße 220
51109 Köln
Tel. 0221 – 89920
www.bzga.de

Deutsche Gesellschaft für Ernährung e. V. (DGE)
Godesberger Allee 18
53175 Bonn
Tel. 0228 – 3776600
www.dge.de

Forschungsinstitut für Kinderernährung (FKE)
Heinstück 11
44225 Dortmund
Tel. 0231 – 792210-0
www.fke-do.de

Verbraucherzentralen: unter www.verbraucherzentrale.de finden Sie die Adressen der Verbraucherzentralen in den Bundesländern.

Stillberatung

Deutscher Hebammenverband
Gartenstraße 26
76133 Karlsruhe
Tel. 0721 – 98189-0
www.hebammenverband.de

Arbeitsgemeinschaft Freier Stillgruppen
Geschäftsstelle
Bornheimer Straße 100
53119 Bonn
Tel. 0228 – 3503871
www.afs-stillen.de

BDL Berufsverband Deutscher Laktationsberaterinnen IBCLC e. V.
Hildesheimer Straße 124 E
30880 Laatzen
Tel. 0511 – 87649860
www.bdl-stillen.de

LaLecheLiga Deutschland e. V.
Dannenkamp 25
32479 Hille
Tel. 0571 – 48946
www.lalecheliga.de

Nationale Stillkommission/ Bundesinstitut für Risikobewertung (BfR)
Thielallee 88-92
14195 Berlin
Tel. 030 – 84120
www.bfr.bund.de

www.stillgruppen.de – Verzeichnis von Stillgruppen nach Postleitzahlen.

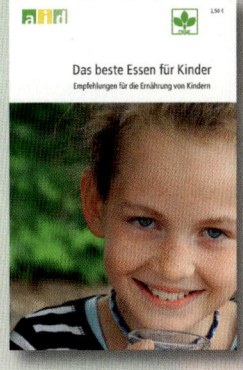

Das beste Essen für Kinder

Empfehlungen für die Ernährung von Kindern

Mein Sohn isst kein Gemüse. Was soll ich tun? Ist mein Kind zu dick? Dieses Heft beantwortet viele Fragen rund um die Ernährung von Kindern und gibt Anregungen für einen bewegten und entspannten Alltag.

Heft, A5, 56 Seiten
Bestell-Nr. 5-1447
2,50 €

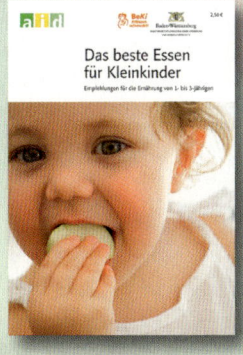

Das beste Essen für Kleinkinder

Empfehlungen für die Ernährung von 1- bis 3-Jährigen

Bereit für das Abenteuer? Wenn Babys sich langsam für normale Lebensmittel interessieren, beginnt für Familien eine neue spannende Zeit. Praktische Anregungen und alltagsnahe Tipps erleichtern den Übergang von der Babykost zum Familienessen.

Heft, A5, 52 Seiten
Bestell-Nr. 5-1566
2,50 €

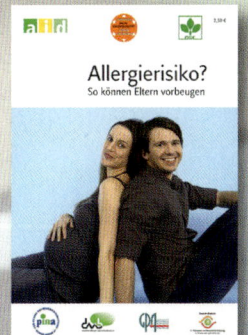

Allergierisiko?

So können Eltern vorbeugen

Gute Nachrichten für (werdende) Eltern: In diesem Heft erfahren sie, wie sie zur Vorbeugung von Allergien bei ihrem Kind beitragen können. Mit Hilfe eines Fragenkatalogs lässt sich zudem das Allergierisiko des Kindes überprüfen.

Heft, A5, 52 Seiten
Bestell-Nr. 5-1482
2,50 €

Bestellung

MedienShop
www.aid-medienshop.de

Fax: +49 (0)228 8499-200
Telefon: +49 (0)180 3 849900*
E-Mail: bestellung@aid.de

*Kosten: 9 Cent pro Minute aus dem deutschen Festnetz.
Anrufe aus dem Mobilfunknetz maximal 42 Cent pro Minute.
Bei Anrufen aus dem Ausland können die Kosten für Telefonate höher sein.

Kunden-Nr. (falls vorhanden)

Name / Vorname

Firma / Abteilung

Straße und Hausnummer/Postfach

aid infodienst e. V.
– Vertrieb –
Postfach 1627
53006 Bonn
Deutschland

PLZ / Ort

Telefon / Fax

E-Mail

Ich bestellen zuzüglich einer Versandkostenpauschale von 3,00 € (innerhalb Deutschlands) gegen Rechnung (Angebotsstand: 12/11):

Best.-Nr.	Titel	Medium	Anzahl	Einzelpreis €	Gesamtpreis €
5-1447	Das beste Essen für Kinder	Heft		2,50	
5-1566	Das beste Essen für Kleinkinder	Heft		2,50	
5-3841	Essen und Trinken in Tageseinrichtungen	Ringordner		25,00	
5-1482	Allergierisiko? So können Eltern vorbeugen	Heft		2,50	
5-3264	aid-Medienkatalog	Heft		0,00	0,00

☐ Ich möchte regelmäßig und kostenlos den aid-Medienkatalog erhalten.
Diese Zusendung kann ich jederzeit widerrufen.

Auftragswert

Bestellungen erfolgen ausschließlich unter Einbeziehung unserer allgemeinen Geschäftsbedingungen, die Sie im Internet unter www.aid-medienshop.de einsehen oder unserem Medienkatalog entnehmen können, den wir Ihnen auf Anforderung kostenlos zusenden. Die Informationen zur Widerrufsbelehrung und den Widerrufsfolgen auf der gegenüberliegenden Seite habe ich zur Kenntnis genommen.

Datum/Unterschrift

aid infodienst Ernährung, Landwirtschaft, Verbraucherschutz e. V. (aid), Heilsbachstraße 16, 53123 Bonn, Telefon: 0228 8499-0, Telefax: 0228 8499-177, Geschäftsführender Vorstand: Frau Dr. Margareta Büning-Fesel, eingetragen im Vereinsregister (Registernr. 2240) beim Amtsgericht Bonn